Ensayo sobre abrazar personas

Tango Argentino y Coaching

Adrián Luna

adrianlunacoach.com

Luna, Adrián Héctor
Ensayo sobre el arte de abrazar personas : tango argentino y coaching / Adrián Héctor Luna ; contribuciones de Mora Noel Sánchez ; fotografías de Ekaterina Duginova. - 1a ed. - Carlos Casares : Adrián Héctor Luna, 2018.
152 p. ; 22 x 15 cm.

ISBN 978-987-42-9675-7

1. Tango. 2. Coaching. 3. Danza Popular. I. Sánchez, Mora Noel, colab. II. Duginova, Ekaterina, fot. III. Título.
CDD 784.18885

1ª edición: Septiembre 2018

Autor: Adrián Luna
ISBN: 978-987-42-9675-7
Diseño de tapa: Adrián Luna
Bailarina y modelo: Mora Noel Sánchez
Fotografías: Ekaterina Duginova
Maquetación: Adrián Luna

Queda hecho el depósito que establece la ley 11.723

Índice

Agradecimientos

Quiero agradecer el apoyo de mis padres Mirta y Armando, mi abuela Ives y de mis amigos para poder hacer realidad este libro. Un especial reconocimiento a mis amigos Nelba Castagnasso y Carlos Grijalba Zabala por las noches de análisis y debate sobre la mayoría de los temas aquí tratados. A mi amigo Pablo Clariá por sus aportes técnicos y su dedicado *feedback* durante todo el proceso de creación de esta obra. A Regina Satz por compartir su vivencia y mirada sobre el tango. A Valeria Pina y su familia, quienes siempre han estado listos para ayudarme en la realización de este libro. Y muy especialmente a Mora Noel Sánchez por su confianza, por ser una fuente de inspiración, por su amor infinito, por creer y entonces *crear*.

Advertencia

Este no es un libro de tango, ni sobre cómo aprender los pasos para bailar tango en Buenos Aires. Este es un libro sobre personas, seres humanos que se abrazan y se relacionan de una manera muy particular en un «medio ambiente» con reglas propias.

Encuentro en el Coach una figura profesional y adecuada para acompañarnos a aprender este «lenguaje». Considero apropiado compararlo con un jardinero que conoce sobre el clima, las estaciones del año y las técnicas de riego, entre tantas otras cosas. Se toma con seriedad y profesionalismo el hecho de preparar el terreno para ofrecerle a la semilla las condiciones que propicien y acompañen su desarrollo. Es un gran observador y tiene en cuenta hasta los más mínimos detalles. Sin embargo, él tiene confianza, cree en el potencial que existe dentro de la semilla. No necesita ver qué tiene adentro ni chequear cuántos frutos va a dar... Ese misterio me parece maravilloso y se devela poco a poco durante el proceso de germinación y crecimiento.

Este ensayo es, por un lado, para los que tengan vocación de «jardineros», con quienes deseo desarrollar juntos y de manera seria esta actividad. Por otro lado, para aquellas personas que quieran aprender a bailar tango y no tienen idea por dónde ni con quién empezar.

A través de este camino podemos terminar aprendiendo a conocernos un poco más a nosotros mismos. ¡Atentos!

Prólogo

El tango me encontró allá por el año 1996. Bailé coreografías en los escenarios de mi ciudad y en los de varias provincias como La Pampa, Santiago del Estero y San Luis. Cuando vine a vivir a Buenos Aires fui a bailar a una milonga y descubrí que no sabía nada de lo que creía saber. Había estado haciendo algo distinto durante alrededor de dos años, junto al grupo que supe integrar.

Había estado bailando coreografías.

Con un hondo dolor (en el orgullo) comencé a tomar lecciones desde nivel principiante, para aprender aquello que ya creía saber. Tomé cantidad de clases grupales y deambulé por diferentes lugares para hacerlo. Fue una peregrinación que siempre terminaba en una sensación de vacío. Comencé a sentir que ese vacío estaba más allá de mi destreza física con respecto a las figuras y fue entonces cuando decidí contratar una «profe» particular para que me guiara. Entonces la desilusión fue mayor, baste con decir que contraté 20 clases y la última decidí no tomarla.

Nadie, durante todo mi proceso, me sugirió que escuchara tangos.

Mis padres pertenecen a la generación del rock, por tanto cuando yo era chico en casa no se escuchaba tango. Afortunadamente, durante mi búsqueda descubrí que era una extraordinaria ventaja escuchar tangos para bailar mejor. Poco a poco me fui interesando en las distintas orquestas y lentamente comenzaron a anidarse emociones en mi plexo solar. Estas emociones encontraban un canal para fluir cuando me abrazaba para bailar. Rápidamente comprendí el valor de las emociones al relacionarme con otra persona en un «abrazo de tango».

Es cuando comencé a *amar* al tango que considero que empecé a bailar. Todo lo anterior fue necesario, pero no puedo considerarlo ni aproximado a lo que significa para mí escuchar y bailar el tango social, improvisando en una milonga.

He llorado mucho y sufrí mi aprendizaje como pocas cosas en la vida. Sin embargo, luego de haber pagado el precio, el tango me ha brindado muchas de las experiencias y oportunidades más grandes de mi existencia.

Al poco tiempo de empezar a disfrutarlo, comencé a encontrarme con personas que experimentaron cosas similares.

Lamentablemente, muchas de ellas dejaron el tango definitivamente.

El objetivo de este trabajo es cuestionar y desafiar el modelo actual, analizar el mundo y la industria cultural, añadiendo algunas variables que, creo, no están dentro del radar de los que «hacemos al tango».

Aquí hallarán una lista de ideas, pensamientos, sufrimientos y observaciones que he ido experimentando como aprendiz, bailarín social y Coach. También encontrarán, al final de la obra, un breve glosario en el que se definen los términos más utilizados en el mundo del tango.

Demoré mucho en culminar esta obra debido a que me costó reconocer que quería tener alguna «certeza» para poder escribir algo serio, válido o que simplemente valiese la pena.

Lejos de eso, hoy he logrado escribirlo con la convicción de querer corregirlo a poco de haberlo impreso. Probablemente, las enmiendas no sean solo mías sino de parte de aquellos que tengan una mirada que ayude a cimentar determinados aspectos que, a mi parecer, damos por hechos. Espero que se abra el debate.

Diagnóstico

Recorriendo y observando las distintas milongas, prácticas y escuelas de tango —a algunas de las cuales llamo «escuelas de pasos»— podemos encontrar condiciones que, a mi criterio, son un obstáculo para la promoción del tango y la comunicación efectiva de sus beneficios:

- Algunos «profes» de tango no saben casi nada de la música que bailan ni de su historia, incluso algunos ni siquiera asisten a las milongas.

- Los «profes» no les advierten a sus alumnos que existen distintos estilos —Salón, Canyengue, Milonguero, Moderno, etc.—, por lo que cada alumno que no se identifica con el estilo dictado por ese profesor abandona el tango como género.

- Las clases grupales, por lo general son «clases de pasos» donde prácticamente no son tenidos en cuenta los aspectos sociales, emocionales y musicales.

- Algunos de los grandes bailarines de tango se convirtieron en los principales maestros. Quien es experto en un arte, no necesariamente es un buen maestro. Esto en el tango es bastante común, donde la pedagogía y las habilidades de comunicación faltan o bien resultan escasas. Casi el único factor de validación es la capacidad técnica de quien está dictando la clase o, simplemente, por haber vivido «aquella época de oro».

- Los bailarines profesionales de otras danzas, al tener poco trabajo y/o alumnos, encontraron en el tango una gran oportunidad laboral, cotizada en dólares y con proyección internacional. Ellos, al tener habilidades físicas y técnicas desarrolladas, pueden fácilmente copiar los pasos del tango y comenzar a enseñarlos. El problema es que no saben, ni se interesan, por cuestiones esenciales del género que hagan sustentable en el tiempo aquello que comunican.

- Algunos bailarines profesionales de tango, al no tener trabajo sobre el escenario, se ven en la obligación de dar clases para subsistir. Pero lo hacen por necesidad y no por vocación, ya que si pudieran recibir remuneración solo por bailar, no impartirían dichas clases. Esto repercute enormemente en la calidad de las lecciones que ofrecen, ya que no les simpatiza la idea de estar «lidiando» con las figuras más básicas del tango con alumnos principiantes o intermedios.

Aclaración

En la comunidad tanguera hay grandes bailarines que también son grandes maestros y poseen una marcada vocación, además de contar con un amplio conocimiento del tango y la cultura. Solo menciono que ciertas veces no se distingue entre unos y otros, siendo esto muy perjudicial para toda la comunidad, su crecimiento y promoción.

Tango y coaching

Diferencia entre tango de escenario y tango social

Vale la pena tomarnos el tiempo para distinguir estos dos conceptos, ya que en ocasiones no resulta clara la diferencia.

El *tango de escenario* es bailado por bailarines profesionales que entrenan, tienen coreografías, vestuario de época, directores, productores y (dependiendo del presupuesto) todo lo que necesita un artista para mostrarse al público presente, que normalmente tiene un rol pasivo observando el show.

El *tango social* es el que (en su mayoría) baila la gente que no se dedica profesionalmente a la danza, ni quiere hacerlo. Son personas que van a «milonguear» y no les preocupa mostrarse en público. Quieren disfrutar de la experiencia que significa bailar tango, abrazarse, seguir el ritmo y fluir junto a las demás parejas.

Son conscientes de lo que ir a bailar tango les aporta a su vida y están más enfocados en *sentir* que en *mostrar*.

¿Qué cualidades debería tener quien enseña a bailar tango social?

A partir del diagnóstico, llegué a la conclusión que son necesarias más personas que quieran compartir el tango con nuevos públicos y hacerse responsables de lo que ello significa.

La siguiente es una lista tentativa que considero incompleta y parcial, la cual espero pueda ser revisada para darle a la comunidad un estándar mejor que permita que el tango crezca y se desarrolle en función directa del servicio y el valor que agrega a la sociedad:

- Ser un bailarín social: Que forma parte de la comunidad milonguera, para así poder instruir en los códigos milongueros. Tener conocimiento de las amenazas y las ventajas dentro del «juego» milonguero, haberlo vivido y experimentado personalmente.

- Conocimiento del baile: Aquel que quiere instruir debería saber bailar y poder demostrarlo en la pista. Conocer distintos estilos le da la posibilidad de ofrecer una mejor y más variada oferta a sus aprendices/alumnos.

- Conocimiento de la música: Para bailar tango hay que escucharlo, de lo contrario solo son movimientos con cierta capacidad técnica dentro de un ritmo (que bien podría ser cualquier otra música). El Coach tiene que *sentir* la música y conocer los estilos, las épocas y el impacto que muchas orquestas generan en el ánimo de las personas.

- Ser humanos: Conocimiento de la importancia de la relación humana por encima de los resultados de la performance durante la práctica. Saber cuidar del otro mientras aprende, es decir que pueda «sobrevivir» al aprendizaje.

- Escuchar al aprendiz: Conocer sus motivaciones, sus necesidades, el presupuesto de tiempo, energía, dinero y las expectativas que tiene respecto del tango en su vida.

- Historia: Cuando nos cuentan una anécdota relacionada a un tango, es imposible no bailarlo con la impronta y la emoción que ello nos genera. Somos parte de esa historia mientras lo bailamos, y cuando lo escuchamos se activa dentro nuestro una manera más profunda de expresarnos al abrazar al otro.

- Artes relacionadas: El tango involucra otras artes como la poesía, la música, el teatro, cine, pintura, escultura, entre tantas otras. Conocerlas y compartirlas enriquece enormemente la experiencia de aprendizaje.

- Amor y pasión: Cuando estás enamorado llevás un aura que es contagiosa. Poner *amor y pasión* en lo que hacés va a salvar todas las distancias que puedan presentarse, no importa de qué parte del mundo sea tu interlocutor... el amor trasciende todas las fronteras, genera confianza y nos da el poder suficiente para superar los obstáculos que se nos van a presentar durante un camino que dura toda una vida.

- Vocación: Ser Coach requiere vocación, un genuino deseo de acompañar al otro en un proceso que es único para cada persona. Poder «amar» a quienes están aprendiendo nos da la paciencia, la tolerancia y la fuerza de voluntad necesarias para facilitar el aprendizaje y el descubrimiento de su propio estilo. Es un maravilloso deseo de compartir y confiar en la capacidad del otro para que descubra el tango por sí mismo.

- Saber decir «no»: En ciertas ocasiones, por necesidad podemos estar haciendo algo que no queremos o no tenemos ganas, y lo peor es cuando lo hacemos convencidos de un resultado negativo. Elegir con quienes queremos trabajar nos dignifica y nos brinda la libertad necesaria que este tipo de trabajo requiere para lograr resultados valiosos, trascendentes y duraderos.

- Confidencialidad: Tener conciencia del grado de intimidad que puede alcanzarse. Los coaches de tango vemos muchas veces a las personas vulnerables, las notamos fuera de su área de confort, inseguras, y sus miradas nos permiten inferir que se sienten «desnudas» frente a nosotros. Muchas emociones emergen desde lo profundo de su ser, algunas son extraordinariamente «lógicas» y les demuestran que bailar tango no es un aprendizaje lineal. Poder reconocer esta responsabilidad creo que es el primer paso para plantearnos si estamos calificados para lidiar con este tipo de situaciones y acompañar al aprendiz de una forma responsable y profesional. Los coaches de tango muchas veces vemos matrimonios y en unos pocos pasos de práctica podemos percibir una gran cantidad de información acerca de la relación que existe entre ellos. Esto no es concluyente, pero muchas veces ellos lo notan y sienten que son observados más allá de la figura de tango en cuestión. Que puedan *confiar* en nosotros, que sientan que vamos a respetar y cuidar aquello que sucede dentro del marco de nuestro encuentro resulta fundamental para que el proceso de aprendizaje se concrete.

Ejemplo: Hay parejas que, sin importar cuántos pasos se equivoquen, se devuelven una sonrisa pero nunca se separan del abrazo. Comenzaron abrazados y no abandonan al otro por ninguna razón si no se lo solicitan. Otras, ante cualquier paso «equivocado» se separan y buscan al coach como árbitro para definir de quién es la «culpa». Tener presente este tipo de situaciones y poder superarlas quizá sea motivo para escribir un libro entero sobre este punto en particular.

- Transformación: Reconocer que el aprendizaje del tango puede ser un proceso transformador, y como tal respetar los tiempos y las decisiones del cliente. Para muchos de nosotros hay un antes y un después del tango.

- Ser sensible al fluir de la jornada: El Coach debe ser lo más consciente posible de todo lo que sucede o deja de suceder desde que se encuentra con el cliente hasta que este se va.

Eso no quiere decir que le dé *feedback* de cada cosa y acción que percibe: si el cliente mira la hora cada cinco minutos (esto puede indicarnos algo que podemos chequear de alguna forma), si bosteza, si levanta la vista o emite gestos irregulares. Nada es determinante en sí mismo, pero es bueno poner atención, hacer una lectura y una evaluación del comportamiento del otro, para adaptarnos y ofrecerle el mejor modelo de aprendizaje posible. No es nuestra función decirle *cómo*, ni *qué*, ni *cuándo* sino que nuestra función es cuestionarlo, hacerle preguntas que lo lleven a reflexionar y le permitan extraer de su propia reflexión las mejores respuestas, que son las suyas.

Ejemplo: A veces me doy vuelta para servirme agua, para «acomodar» algo o chequear la lista de reproducción. En realidad, les estoy dando la chance de relajar la tensión que significa tener alguien mirándolos fijamente durante tanto tiempo. Tienen la posibilidad de quejarse o susurrarse alguna cosa (si son una pareja). De sonreírse o simplemente poder equivocarse (normalmente no queremos equivocarnos, mucho menos frente a otros). Esto les permite descomprimir la tensión generada.

- Cuidado en el uso de «etiquetas»: Cuando los clientes son principiantes y les presentamos los «nombres» de cada figura, estos funcionan como «etiquetas» que luego van a tender a relacionar con las acciones. Teniendo en cuenta que es un tipo de baile en el que se *improvisa*, es un gran método guardarnos las etiquetas todo el tiempo posible, al menos hasta que ellos mismos sean quienes las descubran. Eso les ahorra el proceso de intentar etiquetar cada movimiento tratando de anticiparse (yendo al futuro), en lugar de vivir y disfrutar el presente.

- Comunicación: La voz, su volumen, la velocidad al hablar, el idioma, los silencios o espacios de reflexión. También los gestos faciales, movimientos, lenguaje corporal y las diversas posiciones que condicionan la comunicación entre las partes son un factor determinante si se les presta suficiente atención. Hay una gran cantidad de bibliografía al respecto, que siempre viene bien para aquellos que trabajamos con la comunicación entre personas. Mucho más para un Coach, que se comunica con el cuerpo y a través de un abrazo.

- Higiene: No está de más aclarar que la higiene es fundamental prestando atención a los hábitos básicos como cepillarnos los dientes o lavarnos las manos (sobre todo si vamos a la casa del cliente). Es preciso tomar conciencia que bailando podemos transpirar mucho y que determinado tipo de texturas en las prendas son menos favorables que otras para desarrollar la actividad. Ser conscientes que vamos a abrazar a otra persona y que el respeto que le ofrecemos también está presente en el que nos tenemos a nosotros mismos. El aseo personal es un factor fundamental y determinante que nunca es suficiente recalcar a raíz de incontables anécdotas desagradables respecto a este asunto.

- Uniforme: Tener un vestuario que nos identifique. Esto es bueno incluso para la promoción propia, por higiene y para definir un estilo que también incluye la forma de vestir.

- Sentido del humor: Poder romper el hielo, descontracturar ciertas situaciones, ser espontáneo en los comentarios y saber «intervenir» oportunamente son cualidades de las más valiosas que podemos tener. Utilizarlas en beneficio de los participantes constituye un gran valor agregado para la actividad.

Tango como valor cultural vs. «profesores de pasos»

> *El tango no está en los pies,*
> *está en el corazón.*

El valor cultural del tango es reconocido por la gente del mundo entero que lo baila y lo disfruta. Sin embargo, todavía nos encontramos con «profesores de pasos» o «escuelas de pasos de tango» que poco tienen de la cultura milonguera y de los valores culturales que la conforman. Sin ánimo de desmerecer, ya que existen figuras que requieren de una técnica magistral —pero teniendo en cuenta que el objetivo de este libro es promocionar el tango iniciando a nuevos bailarines sociales—, podemos coincidir en que no mucha gente está dispuesta a invertir tiempo y dinero en aprender destrezas que no los identifican (o que vienen de otras danzas y se las «pusieron» al tango porque *venden*).

Afortunadamente hay lugar para todos, solo creo que es de utilidad poder reconocer el rol que jugamos en la industria del tango al convertirnos en oferta a la sociedad. Incluso si participamos en distintas posiciones, ser conscientes a cada momento de comunicar con claridad qué estamos ofreciendo y para qué público.

Me pregunto: «Si la mayoría de las figuras del tango podemos encontrarlas en Internet, ¿para qué alguien contrataría un coach?

Género y roles

Al menos en el tango, afortunadamente hoy estamos en un plano de igualdad entre hombres y mujeres. Es muy bueno ser conscientes de que las dos personas que se encuentran en la pista para bailar, independientemente de su género, están acordando el rol que cada una de ellas va a interpretar.

Me gusta la imagen de una *invitación* al hablar de «marca» por parte del «líder», o sea, aquella persona que asume el rol de líder, no lleva, empuja, dirige ni manda a quien asume el rol de *follower*.

Vale aclarar que cuando hablamos de «marca», hacemos referencia al estímulo que emite la persona que asume el rol de líder para proponerle un movimiento a quien asume el rol de *follower*.

En mi opinión, uno es el que elige invitar a la otra persona a caminar juntos y es la otra persona la que elige (en cada paso) aceptar o declinar la invitación.

Con respecto al lenguaje, creo que todavía estamos necesitando acuñar nuevos términos que se ajusten a la realidad actual, superando los arcaicos «líder» y *follower*. De todas maneras, aunque resulte paradójico, voy a utilizarlos porque están aceptados en el vocabulario general a nivel internacional. Afortunadamente, ya hace tiempo se ha abierto el debate, espero que pronto tengamos un consenso social.

Roles

El aprendizaje del tango normalmente es no lineal, a contramano de la lógica a la que estamos acostumbrados. Para bailar tango improvisando en una milonga, rodeados de otras parejas (también improvisando movimientos) siguiendo el compás, necesitamos habilidades que no son la resultante de 1 + 1.

Para que la balanza se equilibre durante el baile, ambos roles van a ser opuestos y complementarios, en una proporción que se ajusta a cada paso y en cada encuentro.

El líder va a necesitar:

- Tener una percepción de 360°, ser consciente de los movimientos y el flujo de energía de las parejas que tiene alrededor. Las amenazas y oportunidades (por ejemplo, la amenaza permanente de los «tacos aguja» de algunas señoritas).
- Ofrecer a su compañero/a un espacio seguro donde pisar.
- Saber adonde quiere ir.
- Ser claro en su marca, guardar coherencia para que su compañero/a pueda establecer un patrón y comprender las propuestas en tiempo real.

- Tener una percepción muy delicada y eficiente con respecto al *feedback* corporal que le devuelve su compañero/a. Incluso reconocer si le está demandando espacio o tiempo para adornar o, quizás, para entrar en tiempo musical.
- Reconocer la música, orquesta o al menos el estilo que el DJ propone durante la tanda, para en función de ello adaptar su abrazo y forma de expresión.

El rol del *follower*:

- Tener sensibilidad a la marca y energía propuesta por su compañero/a.
- No adivinar adonde quiere ir su compañero/a.
- Estar presente en el tiempo musical actual.
- Reconocer los espacios y tiempos que se le ofrecen para adornar o expresarse como lo desee.
- Ser capaz de pedir (sin palabras) ese tiempo y espacio que necesita (o desea).
- Reconocer la rítmica de la orquesta o la propuesta del DJ para poder adaptar su abrazo y la emoción que ello supone.

Aclaración:
A lo largo del libro utilizaremos los términos líder / *follower*, hombre / mujer y compañero / compañera debido a que todavía no se ha acuñado un término neutral y con un consenso general en la comunidad tanguera. Esto es independiente del género de las personas que se encuentran bailando, donde cada una ejerce un rol diferente.

Tango en las escuelas (valores humanos)

El tango, en su riqueza, nos ofrece un vasto campo donde trabajar, experimentar y desarrollar una gran diversidad de temáticas. Una de ellas es la posibilidad de usarlo como un vehículo para trabajar con *valores humanos universales*, conversarlos, integrarlos y tomar conciencia de su importancia en la sociedad.

Hemos tenido una maravillosa experiencia bailando tango con alumnos de escuela primaria, donde compartimos «jornadas tangueras» con los niños desde 1° a 7° grado, incluyendo las/los maestras/os, directoras/es y personal auxiliar. Por falta de tiempo no alcanzamos a compartir jornadas con los padres, pero considero que en el futuro es un factor importante a integrar e implementar.

Aprender a *hacer una oferta* (para bailar en este caso), a aceptar o declinar la misma. A elegir y ser elegidos. A agradecer, generar empatía y reconocer el derecho del otro a elegir, a pedir disculpas si chocamos, a pedir permiso. Cuidar a nuestro compañero de baile cuando somos líderes, aceptar que nos guíen si estamos en el rol de *follower*. A construir confianza propia y con los otros, a respetar los espacios y las distintas formas de expresión, reconociendo la importancia de la diversidad de expresiones en una sociedad.

Durante las jornadas estamos en un espacio de igualdad maestros, alumnos y auxiliares. Todos tienen la misma condición en la pista de baile.

El tango es una expresión artística que nos une como sociedad y un espacio cultural propicio para desarrollar valores que se puedan aplicar en el resto de los «escenarios» de la vida cotidiana de las personas.

Los pasos básicos

En la enseñanza del tango hay nuevos modelos emergentes donde las formas y estructuras que fueron útiles en el pasado ya no lo son. Esto es debido a los cambios sociales y culturales globales que se han producido. Hoy la información y las comunicaciones están en un plano totalmente distinto a los del pasado. Los medios y las formas de entretenimiento han ido evolucionando. Esto nos lleva a pensar un modelo integrado y multimedia, donde los contenidos provengan de distintas fuentes, en momentos y grados que varían de acuerdo a las circunstancias anímicas y al objetivo propuesto al comenzar.

Además de dejar de lado la estructura de los pasos básicos del tango que condicionan y limitan, vamos a poner el foco en «el abrazo», que es donde está centralizada la comunicación entre los bailarines, pudiendo emerger infinitas formas de interpretación de la música.

Para bailar en una milonga vamos a contar seguramente con el espacio que estamos ocupando en el tiempo presente, o sea el diámetro de nuestro abrazo. Eso es lo único cierto que tenemos. Es función del líder administrar ese espacio y —cuando las parejas van avanzando sobre la pista de baile— encontrar el lugar adonde llegar caminando o a través de una figura.

El hecho de que los profesores *no* enseñen a escuchar la música de tango (ni a distinguir los tiempos o frases musicales), hace que los aprendices quieran «meter» los pasos básicos en cualquier momento, perdiendo toda coherencia con la estructura de la música. Es decir que, al colocar el foco en la secuencia de pasos básicos, nos costará más:

a) Escuchar el *beat* (los tiempos).
b) Percibir el compás (cada cuantos tiempos hay acento).
c) Las frases.
d) La cadencia (donde hay un «cierre» de una idea y comienza otra).

Por todo esto y porque es lo opuesto a improvisar (uno de los valores más interesantes que tiene el tango social) no resulta para nada aconsejable la famosa secuencia de «pasos básicos» como elemento pedagógico.

Método(s)

Durante el proceso de aprendizaje no solo vamos a trabajar con habilidades corporales, sino también con las formas de aprender cosas nuevas. Desafiar los procesos actuales es parte fundamental del trabajo del coach. El nuevo «cableado» cerebral, producto del aprendizaje, tiene que ser lo suficientemente fuerte como para enfrentar el desafío que representa:

- Aprender a bailar tango.
- Introducirse en una comunidad en la que se requiere habilidades sociales, emocionales y corporales.
- Estar preparado para «fluir» y disfrutar dentro de un medio ambiente (aparentemente) caótico y siempre cambiante.
- Fortalecer la capacidad perceptiva, intuitiva, de presencia y atención de 360°.

Asumimos que aquellos que tienen un nivel intermedio o avanzado van a saber pedirle al Coach lo que creen que necesitan aprender o mejorar porque ya distinguen las figuras y además tienen estándares definidos que les permiten (en mayor o menor medida) reconocer *donde están* y declarar *donde quieren estar* en términos de aprendizaje.

Trabajo del Coach con uno o dos clientes principiantes

Ser Coach de aprendices que comienzan desde cero me llena de honor y felicidad. Lo considero una enorme responsabilidad y asumo que, cuando tengan herramientas suficientes, van a poder continuar su aprendizaje eligiendo su propio estilo con aquellos profesores o escuelas que les proporcionen lo que juzguen necesario.

De esto decanta que personalmente confío en un proceso rápido y no tenerlos como clientes eternos, básicamente porque al pasar mucho tiempo juntos probablemente compartamos los mismos «puntos ciegos».

> *Mi misión es acompañarlos durante su aprendizaje inicial.*

Considero fundamental generar los espacios y echar luz sobre la importancia de que desarrollen un criterio propio (y no que copien el mío, que es el que me sirve a mí).

Teniendo en cuenta que hay varios modelos de enseñanza, y que no tengo idea de dónde van a seguir aprendiendo al finalizar nuestro acuerdo, asumo que es bueno poder utilizar varios sistemas para que vayan teniendo la experiencia y vivenciando los pros y contras de cada uno.

Antes de comenzar vamos a acordar:

- Definir objetivos
- Cantidad de encuentros
- Lugar
- Días y horarios
- Duración (expresada en minutos)
- Precio
- Forma de pago
- Política de cancelación
- Cantidad de participantes/Coaches
- Ropa y calzado adecuado para la actividad
- Condiciones de salud propicias
- Privacidad y confidencialidad de los encuentros

La capacidad de coordinar y de acordar estos factores les da a nuestros clientes una primera imagen de nosotros, al tiempo que ellos nos brindan la misma información a nosotros.

Antes de comenzar, chequear siempre si existe alguna prescripción médica o limitación física. Ante cualquier duda, primero deberá consultarse a un profesional de la salud.

Al comenzar vamos a sustentar el aprendizaje en tres ejes complementarios:

1. Coach personal: Espacio de aprendizaje exclusivo y «a medida» del cliente.

2. Tarea en el hogar: Ejercicios que se pueden practicar en casa, frente a un espejo, para «educar el cuerpo». Música para «educar el oído» y videos para desarrollar el criterio.

3. Clases grupales: Donde practicar con otros compañeros de baile, aprendiendo a reconocer las distintas marcas y estilos personales.

Durante el tiempo contratado por el cliente vamos a comenzar por anticiparle la estructura en la que se van a distribuir los contenidos (y todo aquello que consideremos conveniente advertir, como por ejemplo *qué esperar*). De todas formas, el factor sorpresa y la flexibilidad deben ser parte del arte del coach para facilitar, desbloquear o hacer fluir el ritmo del proceso.

Marco musical

La mayoría de los clientes no están acostumbrados a escuchar tango, por lo que aprender a hacerlo será parte del desafío que el coach les va a proponer.

Para que resulte un proceso de adaptación gradual, es buena idea utilizar una lista de reproducción que incluya:

a) Para la entrada en calor y primeros contactos con el tango: *tangos modernos*, interpretados por orquestas actuales con bajo, batería, sintetizador y sonidos que le resulten familiares al aprendiz.

b) Gradualmente avanzar hacia una selección de *tangos tradicionales*. Aunque durante los primeros ejercicios físicos no centremos la atención en el aspecto musical, nuestro cliente va a comenzar a registrar y a generar una nueva relación con los instrumentos del tango. Semana a semana, clase a clase, algunos tangos ya comenzarán a resultarle más «familiares».

c) Esta selección musical no es acerca del gusto personal del coach, sino que su objetivo es hacerle escuchar al cliente aquellos tangos que más probabilidades tiene de reconocer en cualquier milonga del mundo.

d) En los momentos donde sí se hace foco en la música, podemos compartir alguna historia o anécdota relacionada con ese tango, logrando así una mayor fijación en la memoria del cliente. Incluir la foto del director de orquesta o incluso un video pueden ser poderosas herramientas para lograr este fin.

e) Poder encontrar los tangos que sean propicios para mostrar matices y formas de expresión distintas. Ya es hora de salirnos del prejuicio del «tango melancólico» y poder tener los recursos necesarios para compartir la extraordinaria variedad de estilos, letras y energías que el género tiene para ofrecernos.

f) En ocasiones, escuchar de fondo un tango muy rítmico («rabioso») puede desconcentrar al cliente, por lo que resulta muy sano poder reconocer si el tango *lo está llevando* o molestando. Tal vez un poco de silencio sea lo que se necesita para dejar que el aprendiz pueda procesar la información que estamos compartiendo en determinado momento.

Primer encuentro / Distancias sociales

Si la comunicación con el cliente ha sido telefónica o por medios digitales pero no personal, en nuestro primer encuentro cara a cara vamos a estar muy atentos a su saludo y a las distancias que establece para conversar con nosotros.

Muchas veces los coaches de tango damos por hecho que vamos a trabajar con abrazos y diferentes dinámicas que incluyen el contacto físico con el cliente. Para nosotros esto es algo cotidiano y normal, sin embargo todavía no conocemos la idea que tiene el otro al respecto.

Teniendo en cuenta ese factor, lo que podemos preguntarnos y preguntarle es:

¿Qué dice cuando declara su deseo de bailar tango?

Podemos consultar bibliografía sobre lenguaje corporal y comunicación no verbal, o aprender con la práctica y la observación acerca de las distancias «sociales» y los espacios que trae el cliente como preestablecidos. Cualquiera de ellas nos servirá para obtener una valiosa información que nos permita determinar un punto de partida para comenzar a trabajar con la o las personas que nos contratan.

Observar «sensibilidad»

Trabajando en lugares donde hay obras de arte (pinturas, esculturas o mosaicos) he tenido la posibilidad de vivenciar distintas «sensibilidades» por parte de los clientes. Es interesante notar si la persona, al llegar, tiene fijado el objetivo de comenzar inmediatamente con la acción o si, por el contrario, le interesa lo que hay en el lugar y empatizar con los presentes (como mínimo con el coach).

Este registro nos va a servir luego como contraste cuando le propongamos trabajar con matices y detalles que integran la percepción de la música, los instrumentos, el espacio y, sobre todo, su compañero/a de baile.

Salud

Siempre vamos a consultarle al cliente sobre su salud, contando con su sinceridad y buena voluntad al respecto. Sin embargo, es importante para nosotros cerciorarnos de que posea las condiciones necesarias para desarrollar la práctica con nosotros. Durante la «entrada en calor» con ejercicios individuales, vamos a tener la oportunidad de obtener un primer registro (no definitivo) sobre su performance respecto al desafío que implican ciertos movimientos. Luego vamos a regular y administrar el grado de dificultad propuesto en base a este registro previo (que bien puede cambiar en unos pocos minutos ya que para eso «entramos en calor»).

Tener en cuenta la «comparación»

Trabajar con quien nunca tomó lecciones de baile requiere un enfoque muy distinto que con aquel que sí las vivenció. Por otro lado, vamos a prestar atención a si la persona dice ya «saber» bailar tango.

Si la o las personas nunca tomaron ninguna clase de baile, van a tender a comparar la propuesta con las ideas que traen al respecto, lo que hayan escuchado o incluso visto en alguna película, pero generalmente la forma en la que reciban la clase va a representar algo nuevo.

En cambio, si los clientes ya han tomado clases o tienen «su» profesor de tango, hay grandes probabilidades que cada cosa que digamos, propongamos o les mostremos sea comparada con las que han experimentado anteriormente o les hayan enseñado. Este mecanismo es casi automático, hay quienes incluso van a «desafiar» nuestra propuesta porque no se ajusta a la que traen aprendido y, también, quienes no van a desafiarnos pero tomarán con cautela la información mostrando cierta necesidad de que fundamentemos lo que decimos para contrastar con sus ideas preconcebidas.

Para no sufrir (escribo *sufrir* en sentido explícito) todo el encuentro, es una gran herramienta tener presente el objetivo acordado antes de comenzar. Fundamentar nuestras propuestas siempre en función del *para qué*, utilizando indicadores que muestren la efectividad del ejercicio con el fin de alcanzar las metas es una buena forma de superar este escenario.

Ritmo inicial

Tanto el cliente como nosotros, antes de comenzar a trabajar, estábamos haciendo algo que requería una energía y un estado mental o emocional distinto al que vamos a necesitar para desarrollar la actividad que nos convocó.

Por esta razón, es muy importante tener presente que, para ser más efectivos en nuestra comunicación, deberemos «sintonizar» nuestras energías. Estando en una misma «frecuencia», la información logrará fluir en ambos sentidos.

No importa que nosotros recién hayamos terminado el encuentro con otros aprendices, incluso que hayamos visto las mismas temáticas. El cierre de los encuentros requiere una cadencia muy diferente al inicio de los mismos.

Cada día, con cada cliente o grupo de clientes, nuestra vibración y relación va a ser única. En el momento que queramos «estandarizar» nuestro ritmo interno, dejaremos de brindar un servicio a medida y en función de la persona que ha depositado su confianza en nosotros al elegirnos.

Ciertas veces, tengo clientes que sufren mucho ante la posibilidad de llegar tarde a la cita, por lo que el tránsito habitual de Buenos Aires puede resultarles estresante justo antes de conocernos. Esto torna muy necesaria una pausa de adaptación antes de proponerles cualquier actividad luego de su llegada (respiración, tono de voz y cadencia al hablar pueden ser claves en este contexto).

Entrada en calor

Es un momento muy importante porque ambas partes estamos tomando información del otro, la empatía generada durante esta etapa va a condicionar el resto de la jornada.

Aquí chequeamos su equilibrio, coordinación, ritmo general, ritmo respiratorio, ejes corporales, estado de ánimo, energía, contacto visual, relación con su cuerpo y con el espacio circundante.

Durante la entrada en calor podemos utilizar muchas de las figuras que luego van a «etiquetar». En esta etapa su tarea consiste en «mirar y copiar» (mirar la acción del coach y reproducirla), sin pensar o razonar al respecto, ni recibir ninguna explicación. Es impresionante la cantidad de cosas «difíciles» que las personas pueden hacer fácilmente, precisamente porque no saben «lo difíciles que son».

> *Plantear la «entrada en calor» con simpleza y actitud de «Esto es muy fácil, el desafío va a llegar después».*

Esta es una herramienta extraordinaria. Lo bueno es que al final de esta etapa, los coaches hemos podido chequear qué figuras ya son capaces de hacer y cuales (todavía) no.

«Construcción del abrazo» y elementos básicos

Comenzar a improvisar movimientos desde esta etapa es muy sano teniendo en cuenta que en la milonga van a tener que resolver rápidamente cuando la gente se les cruce. Vale aclarar que improvisar y no tener una estructura fija hace que el cerebro necesite generar nuevas conexiones neuronales para afrontar este desafío. Dicha sinapsis consume mucha energía y es nuestra responsabilidad administrar el nivel de exigencia para que el aprendiz no se quede «sin combustible» antes de finalizar la hora pactada.

En esta etapa es apropiado chequear la relación del cliente con el «error», es decir cómo se comporta y qué impacto emocional tiene cuando la actividad propuesta no le sale como se espera.

Estructuras y secuencias

Son un conjunto de pasos o movimientos combinados que se etiquetan con un nombre para que pueda memorizarse y repetirse hasta que salga fluido y, de ser posible, dentro del tiempo musical. Este es el modelo más común en la enseñanza de tango, donde se utiliza una secuencia de figuras, y sobre ella se trabaja y mejora la performance.

«Separadores»

Entre las distintas etapas son de gran utilidad acciones que llamo «separadores». A continuación ejemplos:

- Mostrar algunos videos de diversos estilos de baile.
- Ofrecerles algún dulce, tomar mate, etc.
- Mostrarles *trailers* de películas de tango.
- Señalar lugares históricos o Bares Notables relacionados con el tango.
- Compartir anécdotas tangueras que hacen la jornada más entretenida.
- También es bueno que vean fotografías de algunos de los directores de orquestas de tango, imágenes que en el futuro van a reconocer en las milongas.

Los separadores «oxigenan» el cerebro y descontracturan la tensión generada en la etapa anterior, preparándonos para la próxima.

Es bueno respirar

Durante todo nuestro encuentro vamos a tener en cuenta que a veces el desafío del aprendizaje hace que tengamos una respiración «corta» o, digamos, poco favorable para el proceso de aprendizaje. Chequear la respiración nuestra y la del cliente es un indicador muy útil y sencillo, que afecta prácticamente toda la experiencia. Recordarle que respire o «intervenir» en nuestra propia respiración puede darle una conciencia de la suya propia a la otra persona.

Registrar expresión

Al escuchar determinadas orquestas, el aprendiz va a tener una determinada expresión. Si podemos detectar por donde «va» el gusto del mismo, vamos a contar con una gran herramienta para organizar nuestra lista de reproducción musical en función de los objetivos que acordamos previamente.

Recuerdo cierta visita a una milonga en Europa. Al llegar, vimos con sorpresa que la gente se quedaba bailando durante la «cortina» (en ese caso un tema lento internacional de la década del ochenta).

Era impresionante ver sus rostros de placer al bailar un tema que les era familiar y les sonaba conocido (durante los 30 o 40 segundos que duraba la cortina), casi lo opuesto con la expresión de bailar tangos argentinos grabados en la década del cuarenta, donde su foco estaba en hacer las figuras y secuencias «de tango».

Multimedia

Una herramienta muy útil es utilizar *capturas de video*. Verse a sí mismo bailando ya es una experiencia interesante, tener un *feedback* sobre el registro de video permite trabajar sobre momentos puntuales y chequear los resultados a través del tiempo.

Recordar relación con el espacio

Un detalle a tener en cuenta es recordarles a los clientes que el factor «espacio» en la milonga es fundamental y condiciona su experiencia. Es decir que, durante la práctica privada con el coach, cuentan (normalmente) con un espacio mayor del que van a disponer en una milonga real, además de la sensación de movimiento que producen todas las demás parejas bailando alrededor. Incluir ejercicios que fortalezcan este aspecto constituye un valioso recurso que los clientes agradecerán.

Parpadeo como indicador

Hay disciplinas que estudian estos patrones. Aquí solo quiero mencionar que el patrón, ritmo del parpadeo o «la mirada» del cliente proporciona una información extraordinaria que, combinada con otros factores como música, acción, conversación, respiración, etc. pueden ser indicadores de cansancio, confusión, una emoción específica y muchas otras cosas que cada coach sabrá decodificar y aprovechar con la práctica.

Sentido del humor

Ser espontáneos con respecto al sentido del humor es esencial, pero primero debemos chequear cuán permeable es la persona a reírse de sí misma y de sus «errores».

Si tenemos un repertorio de chistes o anécdotas graciosas junto con comentarios asociados a la práctica del tango, es una ventaja de la que podremos hacer uso solo si contamos con una gran empatía por parte del aprendiz y la idea de que nada de lo que digamos vaya en contra de él/ella o sea percibido como un juicio de valor sobre su persona.

Atención y pensamiento secuencial

A veces los aprendices quieren coordinar los movimientos con la otra persona siguiendo una lógica secuencial:

Movimiento A + Movimiento B = Figura C

Sin embargo, esta lógica no siempre les va a servir teniendo en cuenta que en el esquema anterior cada ítem sucede en un momento distinto y consecutivo al anterior.

Algunas figuras del tango requieren que los movimientos sean simultáneos y diferentes del que está haciendo nuestro/a compañero/a. Con una tensión específica y en un tiempo específico, para que el resultado sea el esperado.

He sido testigo del trabajo que cuesta reconocer las limitaciones de esta «lógica secuencial», ya que muchas personas la encuentran muy útil en su vida diaria y este hecho significa para ellos una revelación. Vale decir que, mientras más se resisten, más cuesta que el aprendizaje sea efectivo.

Para ello vamos a facilitar el camino utilizando el recurso de «mirar y copiar», o sea que observe y repita una parte de la acción sin ningún tipo de explicación. En ese momento del proceso, el coach permanecerá atento a no dejar que se desencadenen los pensamientos lineales llevando la atención del aprendiz a cualquier detalle irrelevante dentro de la acción. Parece mágico, pero el hecho de invitar a observar algo distinto que «el orden secuencial» hace que luego sea el mismo cliente quien se descubre haciéndolo y con capacidad para (ahora sí) explicarlo.

Resumen de contenidos por niveles

En referencia al orden de los contenidos, considero efectivo poder dividirlos en tres niveles distintos, independientemente del rol (líder/*follower*).

Las primeras dos etapas (entrada en calor y construcción del abrazo) las integro dentro de un formato similar a un rompecabezas, donde se le muestran movimientos o pequeñas secuencias, pasos sueltos o figuras aisladas con poca (o ninguna) explicación.

Asumiendo que los seres humanos tendemos a buscarle sentido a las cosas —o a ordenarlas—, podemos permitirle al aprendiz que descubra por sí mismo de qué forma se encastran las piezas que se le entregaron. Esto tiene una gran efectividad y fortalece la autoestima del mismo, al descubrir por sus propios medios cómo bailar en lugar de que alguien *le enseñe* a hacerlo.

Diferentes niveles

1° nivel:

a) Pie de apoyo/cambio de peso
b) Pívot
c) Movimiento (A - B lineal) [coordinar con el otro/música]

El primer nivel sienta las bases para un baile improvisado, esto es haciendo foco en los puntos de apoyo con el piso. Los pívots sobre ese punto de apoyo que determinamos anteriormente y el movimiento desde un punto de apoyo A al punto de apoyo B. En todos los casos se trabaja sobre las formas de comunicarlos del líder y la retroalimentación que ofrece el *follower*.

2° nivel:

d) Código de giro (vs. A - B lineal)
e) Barridas
f) Sacadas

En el segundo nivel se trabaja sobre cómo girar y cómo distinguir la marca de un movimiento lineal [desde A hacia B] de la del «giro» del *follower* alrededor del líder (circular). Luego las «barridas» y «sacadas», como ilusiones que se ven en los pies de los bailarines producto de una efectiva comunicación en la parte superior de sus cuerpos.

3° nivel:

g) Pierna libre
h) Colgadas (fuera de eje)
i) Volcadas (fuera de eje)

En el tercer nivel vamos a focalizar en la pierna libre y en los llamados *fuera de eje* «colgadas» y «volcadas».

La razón para poner las figuras más llamativas al final es que considero que distraen la atención de los aprendices antes de fortalecer las habilidades de improvisación. En ese orden es más difícil querer hacerlo contando ya con figuras que pueden repetirse (sin el esfuerzo mental que significa improvisar).

Las tres consciencias

Ya sea en *workshops* o jornadas individuales, he ido encontrando diferentes conceptos sobre los que podemos trabajar, indagar y «abrir» conversaciones. Estos conceptos pueden ir desde lo más superficial hasta la profundidad que los participantes deseen otorgarle. Es maravilloso presenciar los *insights* que algunas personas experimentan producto del análisis de estos tres niveles de consciencia. Aquí los tenemos en orden y por separado, pero lo extraordinario es que estas consciencias funcionan en simultáneo.

Hablando *en términos de tango* tenemos la posibilidad de trabajar aspectos que se reflejan de la vida cotidiana.

A continuación enumero una lista con reflexiones propias, basadas en mi experiencia tanto en el trabajo individual como con grupos de personas. Esta lista es solo a modo de ejemplo y como opinión personal, mi deseo es que cada cual pueda tener su propia lista.

Consciencia de sí mismo

- Energías opuestas/tensión

Ser conscientes de nuestro tono muscular y de la tensión necesaria para marcar o percibir la marca es fundamental. Esta tensión es interna y es la resultante de energías que van en sentidos opuestos (sube/baja, adelante/atrás). Una imagen común es pensar la parte baja del cuerpo empujando hacia el piso mientras desde la cintura hacia arriba ofrecemos una presión ascendente. Nuestro estómago se «abre» y nuestra caja torácica está presente como el centro y fuente de la información desde donde vamos a coordinar con nuestra pareja de baile.

- Adornos

Los adornos pueden suceder en nuestro trayecto desde un punto A a un punto B, o cuando estamos en un punto fijo o «parada». El desafío es que sucedan sin afectar la comunicación entre los bailarines. A través de ellos podemos expresar nuestra «lectura» de la música, del momento o nuestro estado anímico.

- Límites (propios)/Presupuesto de energía

Para bailar una tanda vamos a ser conscientes de tener un presupuesto de energía para todo lo que implique la coordinación con nuestro/a compañero/a. En ciertas ocasiones nos encontramos con personas que parece que «hay que empujarlas» para que se muevan, o que se «cuelgan» de tu brazo. En esos casos, estar al tanto de cuanta energía estamos dispuestos a invertir nos evita encontrarnos forcejeando o de hacernos cargo de «hacer que el/la otro/a baile».

Nosotros no estamos para empujar a nadie (ni para ser empujados). Cada uno es responsable de disponer de la energía necesaria para mover su propio peso desde el punto A hasta el B.

Cuando bailo tango, *¿cuáles son mis límites?*

- Motivación

¿Para qué voy a bailar? ¿Cuál es el beneficio? ¿Dónde lo siento o lo percibo? ¿Cuánto quiero bailar? ¿En qué orquestas encuentro un estímulo mayor? ¿En qué cambia mi vida al bailar tango?

- Cuerpo/ejes corporales/equilibrio

¿Dónde comienza y dónde termina mi cuerpo? ¿Hasta dónde va a llegar mi pie al dar el paso siguiente? ¿Tensión? ¿Dónde va mi mirada cuando bailo? ¿Cuánto influye la posición de la cadera y su relación con el torso? ¿Mis ejes corporales afectan mi manera de bailar o dicen algo de mí mismo? ¿Tengo equilibrio? ¿Qué es el equilibrio y cómo lo interpreto? ¿Cómo sé que estoy cansado?

- Emoción

Bailar con una emoción definida o reconocer las emociones que se disparan en mí por bailar tango es un valor fundamental. Una emoción genuina y consciente impacta en toda la experiencia.

Cuando bailo tango, ¿qué emociones experimento? ¿Dónde las siento? ¿Tengo un registro corporal? ¿Con qué estado de ánimo voy a milonguear? ¿Con qué estado de ánimo vuelvo?

- Estilo/gusto propio/criterio/rituales

A través del tiempo y las distintas épocas de la evolución del tango, se han ido desarrollando distintos tipos de estilos y criterios. No solo en lo que concierne a la danza sino también a otros aspectos como el «paladar» del DJ de tango, los adornos, tipos de abrazo, códigos milongueros, forma de pisar, líneas corporales, vestuario, uso del espacio y otros rituales.

Es muy importante tener presente esto al visitar una milonga o práctica por primera vez. Ser conscientes del estilo que elegimos como propio nos permitirá preferir lugares, experiencias y personas que se correspondan con nuestro estilo o gusto.

- ¿Qué escucho?

No hace falta ser un experto conocedor de orquestas, solo es cuestión de percepción, de ser sensibles a la música de cada tanda y de la forma en la que quiero interpretarla al bailar. El orden de las mismas (y la energía que cada una «mueve») a veces es favorable y se compensa con nuestros propios tiempos. Por ejemplo, si acabo de bailar una tanda «rabiosa y picada» tal vez quiera para la próxima una más aplomada y tranquila.

A veces el criterio del DJ coincide con el nuestro, otras no.

También es fundamental con quién elijo bailar cada tanda. Hay personas con las que se disfruta mucho bailar determinado ritmo y cadencia pero durante otra orquesta o tiempo musical no se disfruta tanto (¡o se sufre!).

- ¿Cómo juzgo al otro?

Saber qué factores valoro al juzgar cómo baila alguien es algo que no se enseña sino que hay que descubrirlo. Ser consciente de elegir con quién me relaciono es determinante en la experiencia milonguera.

- ¿Qué siento al abrazar?

A medida que pasa el tiempo, nuestro criterio evoluciona con nosotros. Resulta interesante prestar atención a qué siento al abrazar y a qué es lo que define un «buen abrazo» *para mí.* Lo que determina un buen abrazo tiene que ver conmigo percibiendo al otro y mis propios estándares para reconocerlo y valorarlo. Casi como regla general, podemos coincidir en que ser conscientes del momento de construir el abrazo en la pista es una instancia de encuentro sublime, sagrada y atemporal.

> *Quienes se arrebatan por salir a revolear unos pasos, se pierden uno de los tesoros más extraordinarios que nos ha dado el tango.*

Ese tesoro es *encontrarnos*, estar en un presente donde se materializa la expectativa que teníamos al momento de la invitación, ese riesgo que implica que tal vez no se sienta como esperábamos o que sea inigualable y deseemos que nunca se termine.

> *A veces pienso que «ahí» está escondido ese primer beso que dimos alguna vez, o están escondidas todas nuestras «primeras veces».*

Aquel que arruina ese momento en pos de los pasos venideros, ha perdido algo que no se recupera. Ese momento es único, podemos reeditarlo pero cada reedición es distinta porque yo estoy siendo distinto y mi compañero/a también.

A medida que fui aprendiendo a bailar tango, también aprendí a abrazar como si fuera «la primera vez», a sentir el miedo y la inseguridad de un adolescente y la irresponsabilidad por el futuro, para no perderme ese momento presente.

- ## ¿Soy consciente de haber elegido estar aquí?

A veces pienso que aprender a bailar tango y vivirlo como una experiencia que nos enriquezca requiere pagar un precio, un precio del que nadie nos advirtió. Cuando vamos a aprender boxeo, por ejemplo, sabemos de antemano que recibiremos puñetazos (con la esperanza de aprender a dar algunos). Así que, además de pagar el gimnasio, presupuestamos algunas barras de hielo para desinflamar los magullones. Sin embargo, en mi opinión en el tango este sentido común no está tan claro.

Vamos llegando al tango por muy distintos motivos, sin embargo coincidimos en un momento de inocencia e ingenuidad que, visto a la distancia, nos pone en un plano casi de igualdad al que vivimos en la infancia al llegar al jardín de infantes. Para aprender no solo hace falta pagar las lecciones, también hay que tomarlas y recibir los pisotones (y darlos). También nos retan, ya que algunos «profes» tienen poca didáctica y mucha menos paciencia.

A veces nos encontramos practicando con un desconocido que nos dice que lo que hacemos está mal (pocas veces tiene razón).

Después de esto, algunos vuelven a su casa con la moral por el piso (me contaron, a mí nunca me pasó, y espero que no vuelva a sucederme).

Cuando al final me sale «el pasito» con este/a compañero/a, el profe dice que hay que cambiar de compañero/a. ¿Por qué? ¡Uf, volver a empezar!

Termina la clase y nos dicen que bailemos... ¿Cómo puedo bailar si me chocan por todos lados? (bueno, yo también choco), me duelen los pies y me olvidé el paso... La segunda persona con la que bailé tenía el mismo perfume de mi ex... La tercera estaba empapada en transpiración, ¿Solo yo me siento así? ¿Cómo llegué a esta situación?

- ¿Silencios?

Aquí se nota la diferencia en los roles excepto en la percepción del silencio en sí mismo. Quiero decir que cuando estamos parados uno o varios segundos mientras el tango está siendo ejecutado (y aún conservamos el abrazo) ese momento tiene un gran valor porque pone en evidencia que ahí estamos, abrazados, sintiendo y sintiéndonos, muy cerca, al punto que a veces ya no distinguimos con claridad nuestros límites.

Una conclusión a la que llegué es que la «calidad de los silencios» es un reflejo y un *feedback* extraordinario de la calidad de la relación de la pareja en ese momento (aunque recién se conozcan). Normalmente podemos llenar el tiempo juntos, con acciones o con adornos, pero el silencio… solo se llena «siendo».

> *No sé si se puede mentir, pero me gusta creer que no.*

Con respecto a los roles, cuando hablamos del «líder», el que «marca», etc. deja puesta en evidencia su valoración del silencio y su generosidad para compartir el tiempo de expresión. Dicho de otra manera, el líder puede decidir cuándo parar (es mejor que sea coherente con la música), pero también ofreciendo a su compañero/a tiempo para elegir cómo expresarse, para cerrar una frase musical o simplemente para quedarse en el lugar.

En el tango no tenemos que pisar en todos los tiempos fuertes, lo importante es la consciencia de querer seguirlo… o dejar de hacerlo.

- Identificación en el hacer (*feedback*)

Ser conscientes de cuan identificados estamos al hacer algo nos brinda la posibilidad de reconocer el riesgo que eso significa.

Cuando estamos bailando o aprendiendo, podemos recibir opiniones o críticas sobre nuestro hacer y a veces terminamos defendiéndonos como si se tratase de un ataque personal, o intentando justificar una acción como si de esa defensa dependiera nuestro valor. O, lo que es peor, cuando el otro nos identifica con lo que estamos haciendo. Por ejemplo «Bailás mal» o «No sabés hacerlo».

Saber cuan dispuestos estamos a recibir *feedback* (y de quién estamos dispuestos a recibirlo) es una reflexión que vale la pena hacer antes de comenzar la práctica.

Poder separar nuestra identidad de las acciones y evaluarlas en función de la efectividad es una buena manera de implementarlo. Si intercambiamos opiniones acerca de las acciones, vamos a tener un terreno neutral de aprendizaje sin involucrarnos emocionalmente de una forma que no deseamos.

- Confianza: ¿Qué necesito para tenerla? ¿Dónde la percibo?

Confiar en nuestras capacidades para bailar tango es fundamental, ya que esta emoción «tiñe» y condiciona toda la acción, el pensamiento y la forma en que juzgamos aquello que percibimos. Entonces:

¿Qué es necesario para sentir confianza?

Más que dar una respuesta, esta pregunta apunta a que podamos hacer consciente el proceso de desarrollo de nuestra propia confianza, plantearnos cómo la sentimos y qué registro corporal logramos reconocer.

- Vestuario

Ser conscientes del vestuario que nos favorece es un detalle importante no solo desde lo estético, sino de aquello que realmente nos hace sentir cómodos en los distintos momentos que se viven en una jornada milonguera.

Este vestuario, ¿qué me dice de mí mismo?

Consciencia del otro

- Mirarse a los ojos

La mirada es una parte muy importante de nuestra comunicación y está llena de condimentos y características que van más allá del análisis de este libro. Simplemente quiero hacer mención que al encontrarnos frente «al otro», vamos a tomar conciencia de todo el resto de nuestra percepción corporal y del resto de los sentidos. Cuando nos miramos a los ojos podemos transportarnos a una dimensión única donde ya nada importa. Seamos conscientes si el contacto visual durante la danza nos da un *feedback* que fortalece la comunicación o si, por el contrario, nos distrae.

> *A veces tengo la fortuna de ser testigo de parejas que, al mirarse a los ojos, «se desconectan» de todo el entorno y quedan como hipnotizadas en una dimensión propia de Amor. Por mi parte, solo me resta suspirar y esperar que pase el «eclipse» para poder continuar con la actividad que nos convocó.*

Otras veces veo miradas que parecen «llamas» y anuncian la llegada de una tormenta...

- Energía opuesta / Resistencia – tensión / Presupuesto de energía

Con «el otro», la energía opuesta debe compensarse con la nuestra, si queremos mantener el equilibrio al bailar y coordinar nuestra comunicación a través de la percepción corporal.

Dependiendo del estilo que bailemos puede haber alguna variante, pero casi por regla general el centro de nuestro pecho va a ser una referencia fiel como fuente de comunicación entre los dos cuerpos. De todas formas, la coherencia de los brazos al formar y sostener *el abrazo* también nos dan valiosa información. Para que esta información «viaje» entre ambos se necesita «tensión».

Siempre me gusta recordar el «teléfono» que hacíamos con dos latas de tomate y un hilo que las unía (solo hago esta mención con gente de mi generación). Si el hilo no estaba tirante, no podíamos escuchar lo que el otro decía a la distancia que nos separaba.

Por otra parte, tenemos un presupuesto de energía, seamos o no conscientes de ello (cuando estamos cansados se nos hace más fácil ser conscientes). Esa cantidad de energía va a estar distribuida en el tiempo que vamos a bailar y con la cantidad de personas con las que deseamos hacerlo. Tanto sea para «marcar» o para recibir «la marca», cada persona invierte una cantidad de energía que no siempre es la misma.

Hay quienes se «cuelgan» de nosotros, quienes nos empujan y quienes quieren ser empujados. En todos los casos vale decir que «la marca» (como las palabras) es un estímulo que sirve para comunicarnos. Cuando al conversar no nos entendemos (o discutimos) tendemos a levantar la voz o a gritar, como si eso hiciera el mensaje más efectivo (parece que a veces lo logra). Al bailar el desafío es encontrar el mínimo de energía por mensaje para comunicar, pero cada uno es *responsable* de mover su propio cuerpo desde un punto A a un punto B.

Hay quienes les gusta empujar, o que los empujen, gritar o que les griten, en todos los casos es cuestión de saber si queremos o no invertir dicha energía en esa conversación.

En mi caso particular fue revelador comenzar a ser consciente de mis responsabilidades y de saber dónde está el límite de energía que voy a poner en cada tanda (como en una conversación).

- Tiempo y espacio para adornos

Cuándo y cómo adornar queda a criterio de cada bailarín, vale decir que cada uno puede adornar por su propia cuenta en diversos momentos del baile, pero el líder es quien tiene la posibilidad de facilitar y ofrecer mayores oportunidades al *follower*.

Reconocer un/a compañero/a de baile que «escuche» no solo la música sino los tiempos de ambos, que perciba el deseo y la voluntad de expresarse a través de los adornos es muy importante. La generosidad del líder para respetar estos tiempos es muy valiosa y es bueno poder descubrirla de antemano.

Cada personalidad se va a ver expresada en la forma de adornar, los estados anímicos y la energía (de ese momento) también. No siempre vamos a coincidir con todos estos factores a la vez, por lo que tengamos cuidado con las expectativas respecto al encuentro con nuestro/a compañero/a.

- Límites (explícitos y virtuales)

Con respecto «al otro», tenemos distintos niveles o formas de percibir los límites. Vamos a hablar primero de los explícitos, aquello que podemos definir como nuestra altura, peso y volumen corporal; estos —y muchos otros— factores determinan oportunidades y también límites. Y con respecto a nuestros compañeros también, siendo consciente de los míos, ahora puedo analizarlos en relación al otro.

Por ejemplo, si soy muy alto/a y elijo bailar una tanda con un/a compañero/a muy bajito/a, tengo que ser consciente de qué postura, abrazo o estilo va a permitirnos coordinar mejor la danza. Parece un concepto obvio pero es común escuchar a ciertas personas «víctimas» del estilo «impuesto», como si la otra persona pudiera crecer veinte centímetros de altura voluntariamente para bailar.

Por otro lado, están los límites en el abrazo ya que el que guía va a proponer un abrazo más o menos abierto de acuerdo a varios factores, uno de ellos es el espacio disponible en la pista de baile, debido a que cuando hay demasiadas parejas danzando tenemos menos espacio para hacer determinadas figuras o caminatas. Es responsabilidad del líder ofrecer un espacio seguro de baile (por lo menos) dentro del abrazo.

Con respecto a los límites virtuales, me refiero a factores no explícitos como por ejemplo aquello que creo que mi compañero/a puede o no puede llegar a proponerme, ya sean figuras (líder) o adornos/variantes (*follower*).

Otro límite virtual tiene que ver con mi conversación interna sobre mi compañero/a. Si esta persona me gusta mucho a veces me siento condicionado en mis acciones para no quedar en evidencia, hay quienes se ponen «torpes» en las cosas más sencillas. Otra variante es acerca del contacto, algunos estudiantes plantean el hecho de no saber «donde tocar». En general eso deja entrever que son ellos quienes están haciendo foco en «ese» asunto en particular.

Para todos los casos un recurso importante es ser conscientes de esa manera de ver al otro, de aceptar y de ser sinceros en nuestra intención. Si realmente quiero bailar con vos, voy a hacer foco en el baile, en fluir y en disfrutar de toda la escena, si estoy pensando *si poner la mano más arriba o más abajo*, eso se nota mucho y genera una gran incomodidad para ios dos. Si no puedes lidiar con esta situación es recomendable primero resolverlo en tu propia cabeza antes de invitar o aceptar la invitación. También puedes contarte otra historia al respecto, una que te permita disfrutar y sobre todo no invadir o incomodar a otras personas.

- Cuerpo del otro: puntos de apoyo / ejes / tamaño / altura

Dependiendo de la música y el compañero/a vamos a preferir distintos tipos de abrazo. Reconocer la importancia de los «ejes corporales» y cómo funcionan durante la danza es una buena idea mucho antes de aceptar o de invitar a bailar a alguien.

Llamamos ejes corporales a los ejes imaginarios que podemos trazar sobre el cuerpo humano:

Eje N° 1 (vertical): Línea recta imaginaria que va desde el punto de apoyo en el piso hasta el punto más alto de la cabeza.

Eje N° 2 (horizontal): Línea que podemos trazar entre los extremos de los hombros.

Eje N° 3 (horizontal): Línea recta entre los extremos de cada lado de las caderas.

Los puntos de apoyo entre los bailarines van a variar de acuerdo a las dimensiones corporales de cada uno, al estilo de baile y al espacio del que dispongamos en la pista.

- Equilibrio

Cuando ya somos (bastante) conscientes del equilibrio propio, vamos a tomar conciencia del equilibrio de nuestro/a compañero/a y de cuánto nos afecta a nosotros, vale decir que este es un punto de consciencia muy valioso porque puede cambiar debido a varias razones. En general nuestro equilibrio va a reflejarnos en tiempo real «cuan balanceados» estamos y es un *feedback* muy valioso para reconocer si estamos cansados o con exceso de energía, si hemos tomado demasiado alcohol o incluso si nuestro nivel de concentración es el adecuado para poder bailar.

- Acordar el abrazo

Hay quienes «ya tienen» un abrazo, y es «ese» para todo (incluso para la vida). Pero algunos tenemos varios abrazos y contamos con ellos para relacionarnos con el otro de determinada manera o para expresarnos con respecto a la música. Cada abrazo nos ofrece posibilidades (y límites) distintos y contar con varias opciones nos brinda flexibilidad para promediar las energías que van a intercambiarse con nuestros/as compañeros/as.

- Honestidad/Coherencia

Salvo excepciones, la otra persona no es mentalista ni sabe leer los pensamientos. Sin embargo, los que bailamos tango empezamos a desarrollar una percepción a través del baile que nos permite detectar un «ruido» en la comunicación, una interferencia como en una radio mal sintonizada en la que se escuchan dos conversaciones a la vez. Mentir al bailar es muy difícil (me gusta creer que es imposible) porque no mentimos u ocultamos con palabras —a lo que estamos más acostumbrados—, sino que lo intentamos con nuestra corporalidad al estar haciendo algo muy complejo que es bailar, lo que por lo general nos deja expuestos ante la incoherencia de nuestras intenciones y nuestras acciones.

Por lo tanto, ser conscientes de: «¿Qué me converso del otro?» (qué conversación interna tengo conmigo mismo respecto del otro) y «¿Qué opino de él o ella?» es fundamental. Parece obvio y de sentido común, pero a veces con tal de bailar cometemos el error de hacerlo sí o sí, con quien sea y en cualquier circunstancia. Aquí ya no se trata solo de mí, sino que estoy involucrando a otra persona, esto también es bueno reconocerlo.

- Cabeceo

El cabeceo es un ritual milonguero por excelencia, muchos aprendices reniegan de él y encuentran una gran dificultad en practicarlo. Consta de un primer contacto visual con la persona con la cual deseamos bailar.

Por citar un ejemplo, en el caso Hombre-líder/Mujer-*follower* la mujer mira a los ojos al bailarín con el que desea bailar haciéndole saber que está dispuesta a bailar con él esta tanda. Cuando el bailarín encuentra la mirada de ella (si es que él también desea bailar con ella esa tanda), hace un pequeño movimiento de cabeza que damos en llamar «cabeceo». Una vez que él ejecutó el movimiento, ella va a aceptar con un leve movimiento, como asintiendo, o a declinar bajando o corriendo la mirada hacia otra parte (si cambió de opinión).

Normalmente a los líderes nos gusta pensar que el cabeceo comienza por nosotros... que nosotros «elegimos» pero, en mi opinión, el follower *es la/el primera/o en determinar si vamos a encontrarnos con su mirada dispuesta o no. Luego, en segundo lugar viene nuestro cabeceo y en tercero su aceptación (como una contraprueba).*

Vale decir que todo este ritual se desarrolla «a distancia», mayor o menor, pero existe una distancia entre ambas partes.

Desde mi punto de vista el cabeceo tiene una lista de ventajas y desventajas, de las cuales enumeraré algunas:

Ventajas

* Salva el orgullo del que invita, ya que si me levanto de mi mesa, camino directamente hacia la persona que voy a invitar y frente a todas las demás personas mi invitación es rechazada,

quedo en evidencia. A nadie le gusta ser rechazado y mucho menos en público.

* No es invasivo con respecto a quien recibe la invitación, ya que al acercarse a la mesa quien invita pone en un compromiso (público) a la otra persona, ya sea a aceptar (por compromiso) o si rechaza la invitación, a que tal vez otras personas no deseen pasar por esa circunstancia absteniéndose de invitarla o invitarlo a bailar. Por otra parte, el hecho de que alguien no acepte bailar conmigo esta tanda no quiere decir que en futuras tandas no esté dispuesto/a a hacerlo.

Desventajas

* Aquellas personas que tienen problemas visuales pueden confundirse con respecto a la invitación. Algunas milongas están llenas de gente y se sientan varias personas unas junto a otras, con lo cual es difícil identificar a quién fue dirigida la invitación. Del mismo modo que quien va a cabecear tiene un gran desafío para hacer notar su intención hacia la persona correcta.

* Hay personas a las que les cuesta mucho hacer contacto visual con otras (la mirada de un/a milonguero/ra es muy especial y una experiencia en sí misma).

* Hay otras personas a las que no les gusta «ofrecerse» para bailar y prefieren que vengan a hacerles la oferta de forma explícita, como suele suceder en otros lugares de actividad social.

- Abrazos

Poder reconocer las orquestas y los estilos de cada una nos permite elegir cómo expresarnos a través del baile. Al principio con caminar juntos ya es todo un logro, luego comenzamos a caminar juntos dentro del tiempo y luego hasta tenemos la chance de «salirnos» del tiempo fuerte y elegir cuándo volver. Tener varios estilos de abrazos para ofrecer o un abrazo lo suficientemente flexible para adaptarnos a los distintos ritmos y épocas del tango es una virtud valiosa para disfrutar esta experiencia.

- Salvar el orgullo del otro (cuidado con su identificación con el hacer/bailar)

En el caso que nos pidan *feedback*, es bueno hablar de la acción y no de la persona. Si eso está claro, aunque no estemos de acuerdo, nuestra relación no se verá comprometida.

- Empatía/Respeto

Ser conscientes de lo importante que es empatizar con el otro resulta fundamental, ello es debido a que los cimientos que comenzamos a construir desde la primera mirada que cruzamos, o las primeras palabras que intercambiamos, van a condicionar la forma en la que se construirá la relación. Hay quien ha dicho que no hay una segunda oportunidad de dar una primera buena impresión. Creo que hacer saber al otro nuestra buena voluntad, que lo que «nos conversamos» sobre él/ella es bueno y positivo, cimenta la relación.

- Espacio para errores o ridículo

A veces encontramos en la otra persona la permeabilidad y apertura mental para probar cosas nuevas, innovar, cometer errores incluso a riesgo de parecer ridículos. No siempre sucede o no somos nosotros los que ofrecemos ese espacio al otro.

Muchas veces veo gente bailando con la típica expresión «serious tango face» o «cara de tango». Están tomándose muy en serio a sí mismos y su danza, muchas veces bailando milongas o los tangos más divertidos que existen. A simple vista, y sin saber nada de tango, se puede apreciar lo paradójico y ridículo de la situación.

Ser consciente del espacio «virtual» para el error nos abre un abanico de posibilidades que vale la pena aprovechar.

- Superar diferencias (físicas, culturales, de lenguaje)

Me gusta pensar el tango como un lenguaje, y me apasiona encontrarme con gente del mundo entero que *habla* ese lenguaje. Así como en el idioma español o el inglés hay variantes, de todas formas disponemos de una cantidad de «palabras» en común que nos permiten coordinar nuestras acciones.

Al encontrarnos a bailar tango vamos a preferir hacer foco en lo que tenemos en común, en nuestra mejor intención de encontrar los mejores puntos de contacto para poder fluir juntos. Si cometemos el error de enfocarnos en nuestras diferencias, probablemente nos perdamos la riqueza que surge de la combinación única de amalgamar todo «lo distinto» en nuestros puntos en común.

- «Escuchar» el cuerpo del otro/Pedir con el cuerpo

Ser consciente del cuerpo del otro, lo que le queda cómodo, sus límites y sus tiempos nos permiten tener una comunicación más profunda donde no median las palabras sino lo que interpretamos percibiendo la corporalidad del otro; a la vez que ofrecemos un estímulo para que nuestro compañero/a también lo pueda interpretar.

> *Recuerdo alguna vez estar bailando con una milonguera experimentada, que por lo visto no estaba muy conforme siguiendo mi marca fuera de compás (yo ni sabía que estaba fuera de tiempo). El asunto es que poco a poco, con una sutil resistencia, logró «pedirme» que demore una fracción de segundo mi* tempo *para que los pasos coincidan con el compás de la música... una verdadera maestra. Sin decir una palabra, estuvo todo dicho.*

Lo mismo ocurre con respecto a los espacios, hay figuras en las que necesitamos más espacio en el abrazo, y la otra persona no es consciente de eso. Por lo que tener la habilidad de pedir espacio o achicar espacio es una gran herramienta que podemos tener presente para nuestras salidas milongueras.

¿Cuánta consciencia tengo respecto de mi espacio personal? ¿Sé pedir más espacio? ¿En qué circunstancias? ¿Qué define *mi* espacio? ¿Qué define el espacio de la otra persona?

- Excesos de energía (direccionar / canalizar)

A veces sentimos un exceso de energía que no está fluyendo. Es muy útil reconocer que la forma en la que pisamos y la energía que «enviamos» hacia el piso es algo personal. Independientemente del rol (líder o *follower*), podemos pisar con más o menos energía, haciendo que ese resto de energía no lo tenga que absorber (sufrir) nuestro compañero/a. O derivarla a través de los adornos.

También nuestra respiración es un gran canal por donde hacer fluir nuestras energías y balancearlas en relación a las de nuestros compañeros/as de baile.

- Mi performance vs. Nosotros (¿estoy despeinado?)

Si estamos más preocupados por nuestra performance que por *nosotros* bailando, nos perdemos una de las maravillas del tango. Resignar nuestra individualidad en pos de juntos estar siendo «uno» suena esotérico, pero aquellos que bailan hace rato pueden dar fe del asunto.

> *Si pienso en mi peinado mientras hago el amor... algo anda mal. Lo mismo se aplica a la hora de bailar tango social.*

- Sorprender y dejarse sorprender

Independientemente del rol, es muy grato poder sorprender al otro y/o ser sorprendido. Los adornos, formas de pisar, de abrazar, la emoción al respirar y muchos otros factores hacen que podamos encontrarnos con algo nuevo durante (incluso) una figura común. Romper la rutina, cambiar los patrones, las energías y los estados anímicos hacen que una misma pareja se convierta en «otra distinta» de una tanda a la otra y que la experiencia sea similar pero nunca idéntica que la anterior. No nos pasa con todos/as, pero si estamos atentos, bailando tango vamos a transitar momentos únicos.

- Genuino deseo de abrazar al otro

A veces «ponemos el carro delante del caballo» y perdemos la consciencia de estar abrazando a otro ser humano, con todo lo que eso significa.

Si por pensar en las figuras, en nosotros mismos o en cómo nos ven los demás, nos olvidamos de quien tenemos entre nuestros brazos, vamos a cometer un lamentable error. Cuando te invito a bailar o acepto tu invitación, en ese momento debemos coincidir con el genuino deseo de abrazarnos, si tengo alguna duda al respecto, la misma se va a traslucir durante el baile o en el mismo instante de encontrarnos en el abrazo.

Como dijimos anteriormente, es muy difícil mentir con nuestra corporalidad, son demasiados indicadores que actúan todos a la vez. Por otro lado, cuando el valor está sustentado por lo que pasa entre nuestros plexos en lugar de nuestros pies, vamos a poder transcender los obstáculos con mayor fluidez.

- ¿Cuándo los «debo» están antes del «nosotros»?

Vivimos nuestras vidas con las famosas «listas de cosas para hacer», cosas que «debemos» hacer y chequear que se ejecuten correctamente.

Para bailar tango «debemos» seguir determinadas normas y hay una lista de cosas para chequear, sin embargo el «nosotros» se halla en primer lugar.

Cuando tengo un genuino deseo de comunicarme a través de un abrazo, todas las listas decantan, no hace falta chequearlas, van apareciendo y se van chequeando solas.

> *En este libro invito a que seamos conscientes de muchos detalles, pero si solo se logra hacer foco en el «nosotros», todo lo demás va a llegar a su debido tiempo.*

- ¿Celos?

En la presente obra estamos hablando de una danza social, por lo tanto el enfoque es no solo aprender a bailar tango, sino también poder ir a las milongas y lograr bailar con distintas personas. Debería preguntarme:

- ¿Para qué voy a una milonga?
- ¿Qué rol le doy al tango en mi vida y mis relaciones?
- ¿Qué son los celos?
- ¿Cuándo siento celos?
- ¿Dónde se sienten (registro corporal)?
- ¿Con respecto a quién o quiénes?
- ¿Creo que algo «debería» ser distinto?
- ¿Estoy haciendo alguna comparación?

- ¿Hay algo o alguien que considero «propio» o «exclusivo»?

Hacerme preguntas puede ser una forma de chequear mis creencias al respecto y aquello que hace ruido cuando siento celos. El que nos presenta el tango frente a «los celos» es un campo de reflexión muy interesante.

• Vestuario

Al encontrarnos con la otra persona, nuestro vestuario no solo tiene que ser cómodo para nosotros individualmente. La otra persona nos va a abrazar, vamos a tener puntos de contacto y resulta importante no sorprenderse una vez en la pista de baile.

Un factor es la textura de las prendas. Vamos a estar abrazados coordinando movimientos durante alrededor de diez minutos… hay prendas que al apoyar la mano durante diez minutos resultan muy incómodas, con texturas, agujeritos, apliques de metal (que hasta pueden llegar a lastimar al compañero/a).

Al elegir la vestimenta, resulta muy útil «presupuestar» cuanta piel va a quedar expuesta y el riesgo que algunas partes de nuestro cuerpo queden al descubierto, pudiendo generar una situación incómoda para ambas partes.

Una pregunta para tener en cuenta es: *¿Para qué nos vestimos?*

De nosotros con el entorno

- Reconocer el «ritmo y flujo» de la multitud

Cada milonga tiene su atmósfera, una manera de fluir, esto lo determinan varios factores pero muchos vamos a coincidir en que el organizador es el que convoca determinado grupo de personas con determinadas características y energías.

Al llegar a una milonga o práctica, es fundamental tomarse el tiempo para chequear ese ritmo, si el mismo tiene que ver con nosotros y reflexionar si realmente queremos participar. Si pudiéramos ver las milongas desde «el piso de arriba» observaríamos algo parecido al fluir del agua. Hay lugares donde se ve como un lago, casi uniforme y hasta pareciera que no hay movimiento, todas las parejas fluyen en armonía entre sí, con la música, girando sobre sí mismas y avanzando en sentido antihorario (como Dios manda). En otras podemos ver uno de esos ríos rápidos donde se practica kayak, parece toda una aventura participar y salir ileso del revolear de tacos, boleos, direcciones confusas y la irregularidad de la energía. Dentro de esos extremos hay todo un abanico de opciones, ser consciente de ello nos evitará muchos malos entendidos y sentimientos contradictorios.

- Paladar o gusto del DJ

Para reconocerlo no es necesario ser historiador, saberse los años de grabación o tener un tatuaje que diga «tango». Solo hay que desear tener conciencia al respecto y prestar un poco de atención. Reconocer la energía que genera una tanda, no solo en mí y mi compañero/a sino también en el público, me permite evaluar si el DJ está conectado con lo que pasa en la pista de baile.

El tango tiene un amplio espectro de grabaciones y estilos que van desde los más tranquilos hasta los más enérgicos. Como regla general, creo que cualquier exceso es malo y si el DJ tiene una *playlist* que armó antes de salir de su casa, hay muchas posibilidades de que alguna de las tandas desmotive a los bailarines a continuar danzando.

Otros no tienen idea incluso de la selección de tangos que hicieron en la misma tanda, lo que significa que vamos a encontrarnos con sorpresas (pueden ser buenas) pero, por definición, si yo invité a un/a compañero/a a bailar la tanda «romántica» preferiría no encontrarme con un ritmo distinto durante la misma tanda.

- Reglas del lugar (escritas y no escritas) / Rituales

Hay milongas llamadas «tradicionales» con reglas escritas, literal y explícitamente colocadas en la entrada. Si no seguís dichas reglas, tenés que ir a bailar a otra parte. Asimismo existen milongas con reglas no escritas pero sabidas por todos. ¿Todos?

Desde ahí a las milongas más caóticas que puedan imaginarse, el rango es amplio. A las más flexibles se les llama «prácticas». De todas formas, para los que ya estamos en ambiente, damos por sentados una cantidad de detalles que el que recién llega los sufre por desconocimiento. Más que enumerar una lista, prefiero invitar a tomar conciencia acerca de que todas las milongas o prácticas tienen algún patrón, alguna regla no escrita, rituales, formas que rigen: desde poder hacer o no boleos, practicar una figura o quedarte conversando en la pista de baile.

> *Saber hasta dónde llega la «libertad» es una información que conviene tener de antemano (o cuanto antes) para no encontrarnos en* off side *diciendo «¿No era que se podía hacer lo que quisiéramos?».*

- Grupos / Líderes alfa / Referentes

Como en cualquier otro espacio social en el que vayamos a participar, en la milonga vamos a encontrar referentes, machos y/o hembras alfa, socios vitalicios o personas que ejercen alguna especie de liderazgo. Su área de influencia puede ser con las personas agrupadas alrededor de la mesa o con casi todos los asistentes a la milonga. No es un dato menor saber quiénes ejercen ese rol cuando nosotros somos los nuevos o recién llegados.

Por más milonguero que me crea, cuando llego a otra milonga debo tener el sentido común (no siempre tan común) de chequear los liderazgos. Hay algunos «líderes» que no necesitan hacerte saber el rol que encarnan, pero hay otros que pueden percibir una amenaza a su posición hasta que no te conocen o «te sacan la ficha».

A veces es cuestión de tacto, y tal vez invitar a bailar en tu primera tanda a la novia del *capo* de turno puede ser visto como una provocación. Sí, ya sé que debería ser un problema del otro, que si es tan susceptible es un problema de él, etc. Pero no, si soy yo el nuevo, intentando integrarme en una comunidad de gente que ya está funcionando desde antes de mi llegada, creo que siempre será mejor contar con la buena voluntad de los asistentes y que puedan quedarse tranquilos de que vengo a bailar y no a *coparles la parada.*

- Espacio

El espacio que vamos a utilizar para bailar guarda una correspondencia con el total del público de la milonga/práctica. Podemos utilizar más o menos espacio, pero si nuestra intención es integrarnos vamos a tener presente cuánto espacio vamos a ocupar. Ya a esta altura, somos conscientes del espacio que necesitamos, de cuánto espacio con mi compañero/a es más apropiado para bailar juntos y ahora es acerca de qué porción de la pista de baile vamos a necesitar para disfrutar sin interrumpir el flujo de energía, no incomodar a otros ni ser incomodados por las demás parejas.

- Cabeceo (2ª opción)

El cabeceo, en relación al entorno, nos permite hacer más fluido y con una menor exposición el proceso de elegir y ser elegidos (o rechazados). Por ejemplo, si invito de manera explícita a una dama y esta me dice que no, no es una buena idea invitar a la dama que está a su lado y acaba de presenciar toda la circunstancia.

A nadie le gusta ser «la segunda opción» o que la/lo elijan «por descarte».

Por lo tanto, tener en cuenta este detalle y utilizar el «cabeceo» nos va a permitir (en caso de que declinen nuestra invitación) poder seguir buscando un/a compañero/a sin quedar o dejar en evidencia a nadie.

- Tandas

Por definición, cada tanda consta de cuatro tangos, separada de la siguiente por una música que no bailamos llamada «cortina». Las tandas, salvo excepciones (por ejemplo *Ronda de ases*), normalmente tienen un criterio común, una rítmica, un «color» o una emoción que se comparte entre los tangos que la integran.

La elección de los tangos por parte del DJ debería tener un criterio que el/la bailarín/a durante los primeros compases del primer tango pueda establecer antes de invitar o aceptar la invitación a bailar. Vamos a encontrar personas con las que disfrutaremos mucho bailar determinadas tandas, pero no otras.

Hay prácticas que no tienen las tandas divididas, pero que, si prestamos atención, están los cuatro tangos con un «perfil» y luego le siguen otros cuatro tangos de otro distinto. También hay lugares que solo pasan tangos descargados de Internet sin ningún hilo conductor aparente (digo «aparente» porque la lista de reproducción puede estar en orden alfabético o por número de pista, lo que constituye un horror).

Como nota de color, he tenido la oportunidad de ir a «prácticas» abiertas donde la lista ha tenido dos veces seguidas el mismo tango y nadie se dio cuenta. O que se repitió una tanda completa y tampoco nadie acusó recibo. Incluso recuerdo una en donde, durante toda la noche, no pasaron ni un solo tango del «Bandoneón Mayor de Buenos Aires»... por lo visto yo fui el único «desubicado» que tenía esa expectativa. Esto no es cuestión de ser fanático, pero, trazando un paralelismo con el fútbol, si vamos a ver un partido de Argentina y no está nuestro número 10, nos vamos a preguntar por qué no juega. Esto no es cuestión que nos guste o no, es casi imposible ignorarlo por su presencia o ausencia.

En fin, existen tandas románticas, movidas, picadas, elegantes, reas y con otras múltiples descripciones. Aquí el punto es tomar conciencia de lo valioso de conocer el estado anímico propio, de mi compañero/a, del público y el que propone el DJ.

Cuando todos estos factores se alinean, tiene lugar una experiencia única.

- Vestuario

Hay milongas más formales y otras más informales.

> *Informal que, para el caso, es lo mismo, ya que si vas a la milonga «informal» vestido de elegante sport, vas a estar tan en* off side *como lo estarías en una milonga tradicional en ojotas.*

Nuestro vestuario comunica, nos guste o no. Quizás es mejor decir que los demás toman tu imagen como una información que luego procesan para juzgarte o formarse una opinión. Pero más allá de eso, es bueno ser conscientes que vamos a ir a un lugar público y que, para tener una buena experiencia, vamos a tener que elegir y ser elegidos, ya sea para bailar, tomar la clase de tango o compartir una copa de vino mientras otros bailan.

- Reconocer potenciales compañeros de baile / Juicio inicial / Fundamentos

Cuando llegamos a un lugar, el que sea, miramos alrededor y emitimos una opinión no solo del lugar y sus cosas (físicas) sino también sobre la gente y su estado de ánimo (buena onda), o lo que podríamos llamar «atmósfera».

Cuando llegamos a una milonga esto no es distinto, miramos alrededor y juzgamos una impresionante cantidad de aspectos en muy pocos segundos.

Cosas como la higiene del lugar, el estilo y buen gusto, la edad de las personas que lo frecuentan, la condición social, vestuario, temperatura (¿tiene aire acondicionado?), la gastronomía, los manteles, la iluminación, el espacio, la duración, los/as que me gustan —los que no—, el estilo de baile, las reglas no escritas, tipo de abrazo («abierto» o abrazo milonguero).

Nuestras opiniones se basan en estándares, los cuales a veces damos por sentados. En el caso de bailar con otros, vamos a elegir con quién bailar ya sea al invitar o al ser invitados. De todas formas, antes de aceptar o declinar una opción, estamos poniendo en la balanza algunos factores. ¿Cuáles son?

No es mi idea responder a esta pregunta, pero sí resulta esencial poner foco y dar luz a la importancia de este proceso, ya que muchas (¡muchas!) veces me encuentro con personas que han vivido experiencias muy desagradables en su encuentro con otras y en una gran cantidad de casos se presentan:

a) Como víctimas.

b) Como quien no entiende qué está mal con ellos/as mismos/as.

En ambos casos el tema pasa por cómo juzgan a la hora de relacionarse con otros milongueros o gente del lugar. Vale recordar que si estamos en una estación de trenes, en una discoteca o en una manifestación, vamos a tener cuidado con quiénes nos quedamos cerca y de quiénes preferimos tomar cierta distancia (porque interpretamos que representan un riesgo para nosotros). En la milonga, normalmente el riesgo es más bien «emocional», si no estamos atentos podemos terminar la noche llorando porque nuestra autoestima está por el piso.

En la comunidad tanguera hay gente de todo tipo, no somos «todos buenos y amables», por consiguiente saber evaluar con quiénes voy a intercambiar palabras, emoción, tiempo, abrazos y hasta fluidos (no piensen mal, en verano transpiramos bastante) es un factor fundamental para transitar la experiencia de manera saludable y enriquecedora.

Hay quienes dicen sobre determinado milonguero que «baila hace cuatro años», como si ese estándar fuese suficiente prueba para garantizar un buen baile o, lo que es más importante, una buena interacción con nosotros y el entorno.

Para seguir con este ejemplo, conozco señores que hace muchos años que bailan muy mal y son poco amables con sus compañeras.

Sucede que el tango es generoso y les presenta nuevas compañeras (literalmente nuevas/principiantes) como una fuente inagotable de personas sobre las cuales mostrar su «experiencia» en la materia y hacerlas sentir inferiores.

Saber juzgar de antemano y reconocer a este tipo de personajes es de un valor incalculable sobre los que hay que poner foco y ser muy conscientes, ya que en última instancia somos nosotros quienes aceptamos o no interactuar con ellos.

A veces no es cuestión de «bailar bien» o «saber mucho» sino de empatía, amabilidad, generosidad en el abrazo y una lista infinita que cada uno puede completar a gusto.

Aquellos que se inician en el tango y dan sus primeros pasos (dentro del ambiente social que llamamos milonga) muchas veces se encuentran con «autoridades» autodeterminadas, por haber sido contemporáneos de la época de los grandes, o por saberse de memoria algunas letras.

El asunto es que el solo hecho de haber sobrevivido a «los grandes» de aquella época —me pregunto: ¿Cuál?— no los hace grandes, ser contemporáneos tampoco.

No es mi intención definir qué o quién es un grande (o lo que eso signifique), pero sí focalizar en la validación que a veces se otorga a determinados individuos que no suman buena energía en la milonga ni buenas experiencias en las primeras etapas de los aprendices.

Es muy útil preguntarnos mientras los vemos bailar:

- ¿Sonríe? ¿Sonríen los dos?
- Durante las cortinas, ¿su conversación parece agradable?
- ¿Su expresión es la de quien está disfrutando?
- ¿Realmente quiero abrazar a esta persona?
- ¿Qué energía tiene?
- ¿Estoy dispuesto a recibir *feedback* o solo quiero bailar?

- Si ya he visto a esta persona criticando o dando *feedback* en la pista de baile, ¿qué me hace pensar que no lo va a intentar conmigo?

Por otra parte, tomarnos tiempo antes de «saltar» a la pista con el/la primero/a que se nos cruce es una buena forma de conocer a los bailarines presentes, verlos en acción y, en función de esto, elegir con quiénes estoy dispuesto/a a bailar las próximas tandas.

• Tomarse el tiempo necesario

Saber que no estamos obligados a bailar todas las tandas nos brinda la oportunidad de descansar, «parar la pelota» y disfrutar de toda la experiencia, que no se limita exclusivamente a lo que sucede en la pista de baile.

• Clases grupales antes de la milonga

Para muchos que recién comienzan, tener la clase grupal de tango antes de la milonga (y en el mismo lugar) representa una ventaja incomparable y muchas veces subestimada.

Cuando nos iniciamos en el tango no tenemos idea a los desafíos que vamos a ir enfrentándonos en nuestro camino como aprendices. Un desafío implícito es que más allá de las figuras y pasos «aprendidos», lo que estamos aprendiendo es a relacionarnos con extraños en un espacio neutral donde (se supone) tenemos un mismo nivel de aprendizaje.

Al tomar la clase grupal antes de la milonga, estamos ganando experiencia en conocer gente con quienes poder practicar y mejorar lo que nos explicó el instructor. Mayor práctica va a significarnos experiencia y fundamentos para las preguntas que les haremos a los instructores en la próxima clase.

Otra ventaja es que empezamos a sentir pertenencia, conocemos (al menos de vista) a cierta gente y algunos nos reconocen. Empezamos a compartir una historia, nuestros «inicios». No es que seamos o vayamos a ser amigos, pero de alguna forma pertenecemos a una misma «generación».

• ¿Amigable con principiantes?

Siguiendo la línea del capítulo anterior, casi por definición las milongas que tienen clases de principiantes antes de comenzar son «amigables» con los que se están iniciando. Cuentan con que luego de la clase, algunos (con coraje) se van a quedar para practicar lo aprendido.

Otras milongas son lo opuesto, y explícitamente expresan su descontento al contar con algún principiante en la pista de baile. Las formas de hacerle saber que no es bienvenido son múltiples y van desde lo sutil a lo más directo, pidiéndole que se retire.

Es tarea de los instructores advertir a sus estudiantes, con el fin de evitarles pasar un mal momento en público.

> *Podemos hacer una comparación con el fútbol, donde los límites y espacios están claros. Casi no hay manera de que pagando la entrada yo termine dentro de la cancha con los jugadores titulares para disputar el partido. En una milonga, sin darnos cuenta, podemos encontrarnos en una pista llena de «profesionales» o «estrellas del tango» donde no somos bienvenidos.*

- Bailarines que «escuchan» vs. «tira pasos»

Independientemente del nivel que tengas, es valioso poder reconocer a los «líderes que escuchan» (tango) versus los «tira pasos» (aquellos enfocados en hacer pasos y figuras, una después de la otra). Para el caso de los *followers* es también importante, ya que su personalidad se va a ver reflejada en la forma de «bailar los silencios» (disfrutarlos y no sufrirlos), su cadencia, forma de pisar y capacidad equilibrada de adornar durante la danza. Teniendo en cuenta el extraordinario valor de los «silencios» (no de la música, sino «silencio de movimiento»), podemos concluir que para dar un paso, proponer una figura o adornar, tiene que haber una emoción a modo de una fuente de energía que inspira ese movimiento haciéndolo único en esas circunstancias.

Hace poco estaba en una milonga y fui testigo de algo que es bastante recurrente. Un milonguero (bailarín social) invita a bailar a una bailarina profesional que se encuentra en el lugar. Ella acepta la invitación y se abrazan para bailar. A partir de ese momento, el comportamiento del milonguero puede compararse con haber tenido la oportunidad de manejar un auto de Fórmula 1 intentando hacer todas las piruetas y figuras audaces que él cree ser capaz de hacer, todo ello sin registrar ni por un momento la expresión ni las ganas de su compañera de involucrarse en tanto exhibicionismo... Tengamos cuidado a quién estamos queriendo impresionar, sobre todo si somos «líderes».

- Gastronomía

Siempre me parece recomendable consumir en la milonga, creo que con pagar la entrada no es suficiente para mantener la «rueda» en movimiento. En mi opinión, pocos organizadores entienden el negocio desde una perspectiva sustentable en el tiempo, brindando un servicio con criterio comercial. El hecho de tener una mesa reservada, cenar en el lugar o al menos tomar algo, sostiene el servicio de mozos, camareros, cocineros y gente que atiende en la barra. Ayuda a pagar los impuestos del lugar y (sería bueno que) le deje alguna ganancia al que organiza y promueve la milonga.

- Reserva/Mesa

Me gusta pensar la milonga como un ajedrez. La posición «geográfica» en el espacio influye en el juego de la milonga. Dependiendo de la mesa o lugar que «nos toque» (o elijamos), vamos a tener abiertas distintas oportunidades. Ya sea para el cabeceo como para la circulación al caminar, es determinante conocer el rol que juega la ubicación.

Vale decir que los que frecuentan una milonga ya tienen sus puntos o espacios ganados/reservados. Así que vamos a analizar dónde nos favorece estar sentados mientras no bailamos.

Por otra parte, contar con una reserva permite tener un lugar cierto al cual volver y del cual disponer libremente, ya que siempre va a haber gente con quien compartir, pero es bueno reservarse el derecho de ser nosotros los que elijamos a quien invitar a compartir nuestra mesa.

A veces, durante la tanda, podemos vivir alguna circunstancia que interpretamos poco feliz y por la cual cambiamos nuestro humor o estado de ánimo (me contaron, ya que nunca me pasó ni va a volver a sucederme... ¡espero!). Tener una mesa «propia» nos permite disponer de un lugar al cual regresar, tomar algo, comer o lo que sea necesario para cambiar el humor antes de volver «al ruedo».

- Show/Música en vivo

Integrar shows y música en vivo es algo que creo fundamental y enriquece la experiencia, además de resultar integrador de las artes que hacen al tango. Tener músicos y cantantes revitaliza y alimenta a todo el ecosistema tanguero. No me imagino crecer el tango e insertarse nuevamente en la sociedad sin integrar distintas artes como lo hizo en su época de oro, donde el cine, la poesía, la pintura, el teatro, la escultura, la danza y, por supuesto, la música interactuaban con la sociedad desde distintas perspectivas generando una sinergia en la cual un arte apuntalaba a las otras y viceversa.

Marketing cultural

Quiero compartir algunas observaciones que puedan aportar algo a la promoción del tango para llegar a más personas y comunicarlo efectivamente.

En la actualidad, muchos de los que enseñan a bailar tango publican y promocionan sus servicios en revistas de tango, webs de tango, milongas e incluso en las clases de otros (esto último es horroroso pero real). Con lo cual, lo único que logran es dividir el número fijo de participantes, atomizando «el mercado» en partes cada vez más pequeñas y achicando las utilidades de quienes viven de esto hace años.

La «torta» se divide cada vez en más pedazos.

Con respecto a las lecciones, al no tener más valor agregado que las figuras que se enseñan, el diferencial para competir con otros *enseñantes de tango* es bajando la tarifa. Esto repercute en todo, ya que hoy cualquiera que sabe hacer unas figuras con cierta prolijidad puede ser considerado «Profe» de tango, compitiendo con personas que hace años que lo hacen y que forman parte de la historia del género. Supongo que esto sucede porque (excepto dentro de la comunidad tanguera) la sociedad no tiene claros estándares para evaluar la calidad y representatividad de un *enseñante de tango*. Creo que este es uno de los grandes desafíos que tenemos aquellos que queremos sumar valor, hacer crecer la comunidad y desarrollar la industria del tango.

Otros llegan al tango, aprenden algo, se entusiasman y al poco tiempo consiguen un salón, sonido, imprimen unos volantes, hacen una *fan page* y ya tienen «su propia milonga». Vale decir que la gente que convocan a esta nueva milonga es gente del ambiente, milongueros y aprendices que dejan de ir a otro lugar para asistir al de ellos. El problema radica (en mi opinión) en que hacen poco o nada por iniciar gente nueva y sumar personas (consumidores) a la comunidad tanguera.

Por otro lado, no hay modelo de negocio detrás de la iniciativa. Solo unos cuantos tangos bajados de Internet (en mp3), invitar algún DJ y conseguir alguna pareja de baile que quiera promocionarse para el «show».

Ese es todo el «plan de negocio».

Creo que no somos del todo conscientes que si la milonga se organiza en un club, por ejemplo, la gente de la barra, el mozo, los cocineros y aquellos que limpian el lugar, entre otros, también tienen que obtener un ingreso económico. Les tiene que resultar rentable, de lo contrario no se sostiene y sucede que se abren y se cierran milongas por (entre otras cosas) esta falta de planificación y profesionalismo. Si al organizador de la milonga solo le importa recaudar con la venta de entradas, no está viendo que el dueño del salón necesita recaudar con la venta de bebidas de la barra (por citar solo un ejemplo).

Todo esto parece obvio, y mientras lo escribo tengo la sensación de que «se cae de maduro». Sin embargo, hoy sigo viendo personas que se llevan su propia agua mineral y comida (en lugares donde se vende agua, hay cafetería o restaurante) y la consumen a escondidas. Todo para ahorrarse tener que comprarla en el lugar. Luego reclaman la ausencia de aire acondicionado o cosas por el estilo. En esto vale la aclaración de que no son gente sin hogar ni desocupados, sino que me refiero a personas que tal vez se tomaron libres un par de meses para aprender a bailar tango en Buenos Aires, algunos cruzaron el océano viajando en categoría *Business* y tienen varios pares de zapatos de tango para hacer juego con su vestuario… creo que la contradicción queda clara, ¿no es cierto?

¿Por qué cuando vamos a una discoteca no nos quejamos de pagar un 500% más por el valor de un trago, y cuando vamos a milonguear, que es algo que nos llena el alma, nos quejamos y queremos ahorrarnos el valor de un café?

Personalmente creo que no es culpa del público sino de aquellos que tenemos la posibilidad de hacer notar y reconocer al nuevo consumidor la importancia de hacer girar la rueda de toda la industria.

El tango no tiene que ser caro, tiene que ser valioso, y los que lo «hacemos» tenemos la posibilidad de promoverlo de esa manera.

En cuanto a nuestra «industria», creo que es tiempo de diseñar la forma de promocionar profesionalmente los beneficios del tango y de tener claros objetivos para convocar —y sostener en el tiempo— a nuevos consumidores. Para esto considero necesario:

- Reconocer que tenemos un negocio. Ya es tiempo de dejar atrás la expresión archirepetida:

«Es muy comercial.»

Parece que fuera pecado cobrar por el producto o servicio que ofrecemos a la comunidad. Si tenemos un comercio o negocio es importante desarrollarlo de manera profesional y dejar la improvisación para la pista de la milonga.

- Una oferta clara donde los principiantes son bienvenidos y no una carga para los que enseñan.
- Milongas y prácticas «amigables» con los principiantes, donde puedan desarrollar su aprendizaje y poco a poco integrarse a la comunidad.
- Una propuesta integral que tenga en cuenta la gastronomía, política de precios, confort, estética, horarios, shows y música en vivo, integración con extranjeros (menúes bilingües por ejemplo), tiendas y diseñadores de ropa de tango, zapatos de tango, facilidad de comunicarse, *easy to buy*, información clara en múltiples plataformas, transportes, accesibilidad, rampas para discapacitados, menú para celíacos, alternativas vegetarianas, estacionamiento, diversas modalidades de pago, etc.
- Acciones de marketing para generar interés fuera del «circuito tanguero», integrando o iniciando a personas que no conocen los beneficios comparativos que tiene la práctica de

tango con respecto a otras actividades recreativas/culturales.

- Convocar a figuras y personalidades que puedan apuntalar la movida tanguera invitando a sus «seguidores» a conocerla e integrarse.
- Desarrollar actividades para los sectores público y privado: universidades, clínicas, hospitales, gremios, agencias de turismo, embajadas (creo que el personal diplomático debería saber bailar tango).
- Tener mayor presencia en la prensa «no específica» del tango, para lograr una llegada a un público nuevo con una propuesta original.
- Utilizar también enfoques alternativos al de «entretenimiento» para el tango. Ya sean *Ice breakers* como actividades para romper el hielo en encuentros o reuniones sociales.
- Promover una mayor investigación y apoyo del sector médico o científico sobre los posibles beneficios para la salud de bailar tango, ya sea con respecto a neurociencias, Parkinson, Alzheimer, recuperación física (kinesiólogos), cardiología, psicología, entre tantas otras disciplinas que puedan llegar a encontrar en el tango una plataforma de trabajo, apoyo e investigación para su desarrollo y aporte a la salud en general.
- Recursos humanos: la interacción social y la complejidad propia del aprendizaje del tango

representa una gran oportunidad para obtener determinados *insights* de los integrantes de un equipo o postulantes a determinados puestos en una empresa. De la actividad se pueden señalar específicamente hechos o acciones que sean comprobables como indicadores que luego pueda analizar el empleador o líder del equipo. Teniendo en cuenta el desafío que implica el proceso de aprendizaje es una plataforma ideal para tener una referencia del comportamiento del aprendiz frente a nuevos desafíos, en circunstancias y escenarios que no le son familiares. Además de chequear su desempeño con las relaciones más inmediatas (su compañero/a de baile) y con el entorno (las demás parejas en la misma situación). Aquí hay un amplio campo de exploración que está esperando ser descubierto.

Workshops con participantes no tangueros

El Coach tiene la misión de generar espacios de aprendizaje que representen una experiencia de valor para el participante, y para el que contrata (no siempre el que contrata un *workshop* participa del mismo, por lo que es bueno distinguirlo).

Siempre debemos recordar que el cliente es nuestra prioridad y que el tango es una plataforma para facilitar los objetivos que se propongan con anterioridad al momento de la contratación del *workshop*.

Para ofrecer una actividad que resulte valiosa para el cliente, primero deberemos:

- Observar.
- Preguntar.
- Chequear que comprendimos lo que nos está diciendo.
- Desafiar sus creencias.

Durante la «entrada en calor» tenemos la oportunidad de analizar las cuestiones físicas y de coordinación de cada participante, por lo que si durante la misma lograron realizar exitosamente las distintas figuras propuestas, los obstáculos del *workshop* a partir de ese momento van a estar directamente relacionados con:

- Cómo se comunican con su compañero/a.
- Creencias sobre sí mismos o sobre la actividad.

Es prioritario escuchar lo que el/la participante nos dice, encontrar opiniones que (sin ser consciente) da por hecho y sin reconocer que, por más fundamentos que tenga, una opinión sigue siendo una opinión.

Utilizar preguntas efectivas relacionadas con aquello que el participante nos trae como cuestionamiento, objeción o molestia tanto en el plano emocional como intelectual. Escuchar lo que dice y sobre todo desafiar amablemente aquello que él «cree» (su opinión) y de lo cual está convencido en relación al obstáculo.

Salvo algunas figuras que el coach propone, la mayor parte de la «entrada en calor» representa un desafío personal e individual. Durante la misma es fundamental prestar atención a los pequeños detalles, que nos aportarán información acerca de los participantes. Desde su estado de ánimo, actitudes, contacto visual, empatía, equilibrio, presencia (aquí y ahora), interacción con otros participantes, nivel de excitación, patrones repetitivos, expresiones faciales, coordinación, lenguaje corporal y utilización del espacio.

Algo maravilloso que disfruto mucho es cuando, al final de la «entrada en calor», el Coach que está impartiendo el workshop *propone que se formen parejas para comenzar a practicar y a «construir el abrazo de tango». En ese momento (cuando los participantes no se conocen entre sí), algunos empiezan con las miradas furtivas, aflora la vergüenza, y comienzan a «dibujar» con sus pies en el piso, casi como niños en un jardín de infantes. Esto es algo maravilloso y de un valor incalculable.*

Al menos durante esta jornada, están en una situación de horizontalidad, donde son iguales y ninguno de sus «créditos» en el mundo exterior posee validez.

Ya sean millonarios, políticos, estudiantes o desocupados se hallan en una situación de igualdad que les puede resultar aterradora o simplemente desafiante y divertida (en todos los casos, un buen coach debe estar preparado).

El uso de objetos didácticos como collares con un punto luminoso en el centro de su pecho, máscaras para tapar los ojos, globos y cualquier otro objeto que dé color, le otorga a la jornada un componente lúdico y descontracturado que permite que fluya la energía entre los participantes y, a través de los errores o anécdotas graciosas, lograr empatizar unos con otros y recibir *feedback* mutuamente acerca de las acciones realizadas.

También integrar el mate, dulce de leche, alguna golosina tradicional en Argentina o tortas fritas puede generar un vínculo emocional que contribuirá a añadir valor ya sea que estemos trabajando con argentinos o extranjeros.

Considero de un valor extraordinario lograr coordinar todo esto dentro de un marco de diversión y aprendizaje, que convierte la labor del coach en una obra de arte.

Dependiendo del objetivo del *workshop*, vamos a diseñar la estructura de la jornada priorizando determinadas dinámicas en función del mismo.

Sin embargo, el eje común en todos va a pasar en mayor o menor medida por las relaciones y la comunicación, palabras claves y fundantes que le dan un valor agregado universal a nuestra propuesta cultural tanguera.

Dinámicas de comunicación no verbal que incluyan o no el contacto. En esto está planteado el desafío a los mecanismos de «percepción» de los participantes y de la forma en la que «interpretan» aquello que perciben (que no es lo mismo).

En esto, cualquier parecido con circunstancias de la vida diaria es pura coincidencia.

Jugar con los roles es también un punto muy interesante. El cambio de roles es un desafío que a veces es subestimado, pero he sido testigo (además de vivirlo personalmente) de un cambio de perspectiva con respecto a la posición de mi compañero/a. La empatía y la comprensión que se generan luego de «ponerse en los zapatos del otro» pueden ser algo revelador.

Buscar dinámicas que permitan demostrar que la comunicación puede ser intangible, es decir que existe la posibilidad de bailar con el/la compañero/a sin siquiera contacto físico. Es una experiencia que por lo general se disfruta mucho y además resulta muy útil para que reflexionen acerca de ello. No es ni más ni menos que descubrirse a sí mismo bailando con alguien un ritmo que no conocía hasta hace unas horas.

Jugar con los «adornos» y la música representa un condimento para los sentidos y un estímulo para las diferentes personalidades de cada uno. Aquí el desafío consiste en la capacidad del líder para ofrecer un espacio al *follower* para que exprese (con movimientos físicos) lo que escucha de la música. No está de más aclarar que la selección musical va a jugar un rol importante para brindarles una gama de posibilidades en la interpretación de distintas voces, instrumentos y sonidos.

Los famosos «cambios de pareja de baile» tienen una mística, ya que cuando las parejas están comenzando a afianzarse, se les propone un cambio. Para algunos es volver a empezar, para otros simplemente es ajustar algunos detalles para volver a lograr una comunicación fluida. Que los participantes aprovechen esta dinámica y no la sufran (al menos sin aprender nada) es responsabilidad del coach en su condición de líder de esa dinámica.

Beneficios asociados a bailar tango

- Individual: Cualquier persona puede ir sola, tanto hombres como mujeres, también se puede ir en pareja o en grupo. Es un lugar propicio para conocer gente de todo el mundo y con intereses de lo más variados. Los códigos milongueros hacen más fácil la interacción ya que «el cabeceo» y los intervalos entre las tandas permiten una comunicación entre los dos bailarines que recién se conocen. Caso contrario, el anonimato es otra forma aceptada ya que la idea es bailar y, una vez terminada la tanda, cada cual vuelve a su lugar o queda libre de invitar a otra persona a bailar.

- Social: Pueden ir padres, hijos y abuelos. Pueden bailar entre sí o con otros. No hay diferencias sociales o económicas.

- Bailar en una milonga implica un código de convivencia y respeto mutuo que abarca no solo la relación con la pareja de baile sino también con el resto de las parejas que se encuentran bailando alrededor. Para eso es muy importante y valorado respetar los espacios y el «sentido de circulación» (antihoraria) de los bailarines en la pista.

- Variedad: Hay milongas y prácticas para todos los gustos, con códigos y estilos muy diversos. Las hay al mediodía-tarde-tardecita y noche, las hay con orquestas en vivo, con show de bailarines, con pista de parquet, baldosas y las más diversas superficies. Las hay al aire libre, hay donde ir «de zapatillas» y de «elegante sport», con cabeceo y sin él. Hay *queer* o *gay friendly*. Hay con tangos de los años treinta y con tangos modernos.

- Abarcativo: El tango involucra no solo la danza, sino también otras artes escénicas, lingüísticas (lunfardo), literarias, musicales, cinematográficas, de vestuarios, esculturas, pinturas, etc.

- Salud: Está comprobado que bailar tango reporta beneficios para la salud. Estudios de profesionales de todo el mundo así lo afirman.

A mi juicio, hay pocas actividades que conjuguen tantos beneficios en forma inmediata, económica, accesible, universal y original como el tango. No en vano se baila y se escucha en todo el mundo.

Entiendo que es muy importante en la sociedad encontrar espacios de esparcimiento que promuevan el desarrollo de virtudes que involucren aspectos sociales, individuales y físicos, permitiendo que las personas puedan equilibrar diferentes aspectos de su vida.

Epílogo

Para concluir la primera edición de esta obra creo útil destacar el valor de «lo humano». Vivimos tiempos en los que la «inteligencia artificial» juega ajedrez, conduce automóviles, está ingresando en el campo de la medicina y las leyes, entre tantos otros.

Por otra parte, creo que muchos de nosotros dejamos de «aprender», al menos voluntariamente, cuando recibimos un título, ya sea universitario o del nivel que hayamos elegido para nuestra carrera. Gran parte de este aprendizaje está basado en capacidades lógicas, dejando de lado otras más primitivas y ancestrales (pero no menos importantes) como las *emociones*, las *capacidades sociales* y *empáticas* (necesarias para constituirnos como los seres sociales que somos). Creo que muchos de nosotros dejamos de bailar, de hacer magia, de actuar y de desafiar nuestra creatividad hace mucho tiempo...

Hoy me planteo que el sentido del humor, el calor humano y las habilidades emocionales van a comenzar a marcar una diferencia en la sociedad, convirtiéndose en un activo muy valioso.

Quienes bailamos tango tenemos un gran entrenamiento en abrazar seres humanos. ¡Compartámoslo!

Glosario

1) Tango: Es un género musical y una danza, característicos de la región del Río de la Plata y su zona de influencia, principalmente de las ciudades de Buenos Aires en Argentina y Montevideo en Uruguay.

2) Milongas: Lugares donde se baila tango o ritmo de tango en compás de 2x4.

3) Prácticas: Milongas con códigos más laxos donde se pueden practicar pasos o bailar diferentes estilos. Normalmente la ropa es casual y se pasan tangos continuados, sin separarse por una «cortina».

4) Los estilos de tango: Son las distintas formas de bailar el tango, variando entre ellos el abrazo de los bailarines y los pasos que se utilizan para seguir el ritmo musical.

5) Pasos de tango: Son secuencias de pasos característicos que se utilizan para bailar tango.

6) Milonguear: Ir a bailar tango social a una milonga.

7) Códigos milongueros: Pautas o reglas que se usan dentro de una milonga, por ejemplo el «cabeceo».

8) Períodos de la historia del tango: La «Guardia Vieja» (1895-1925) y la «Guardia Nueva» (1925-1950). La década del cuarenta está considerada como la *edad de oro* del tango.

9) Tanda: Así se denomina a la ejecución de cuatro tangos consecutivos de un mismo estilo rítmico u orquesta. Están separadas entre sí por un tema musical no bailable, que por lo general no es tango, llamada «cortina». Normalmente se invita a bailar una tanda completa.

10) El abrazo: Es un factor fundamental para poder bailar. Se da entre los integrantes de la pareja que va a bailar y puede variar de acuerdo a la separación de los torsos de ambos bailarines y/o el estilo que se quiera interpretar.

11) DJ: *Disc-jockey*.

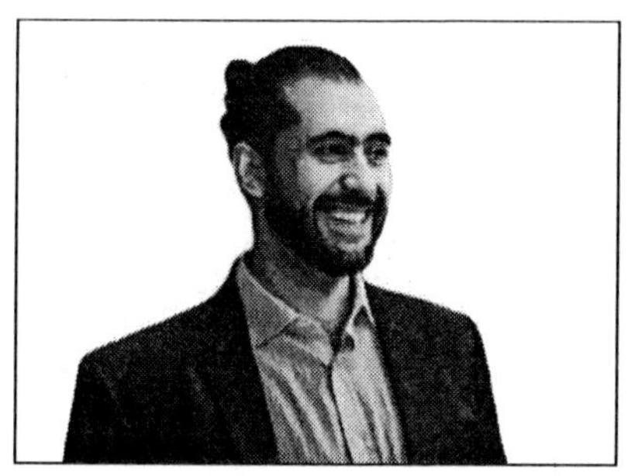

Adrián Luna es Coach Ontológico Certificado, orador y bailarín social. Ha estado relacionado al tango desde su adolescencia y, producto de su experiencia, desafía el modelo de aprendizaje actual proponiendo al *Coach* como alternativa a los “profesores de pasos de tango”. Ha impartido charlas, talleres y Workshops de tango en Argentina y Europa, con niños de escuela primaria, universidades y centros culturales, entre otros lugares.

adrianlunacoach.com

Este libro fue impreso en: "La Imprenta Digital SRL"

www.laimprentadigital.com.ar

Calle Talcahuano 940 Florida, Provincia de Buenos Aires

En el mes de Septiembre del año 2018

Tirada de 50 ejemplares - Impreso en Argentina